DE LA

GREFFE ANIMALE

ET DE SES

APPLICATIONS A LA CHIRURGIE

PAR

Henry ARMAIGNAC,

Docteur en médecine de la Faculté de Paris,
Ex-interne adjoint des hôpitaux de Bordeaux.

PARIS

V. ADRIEN DELAHAYE et Cᵒ, LIBRAIRES-ÉDITEURS

PLACE DE L'ÉCOLE-DE-MEDECINE.

1876

DE LA

GREFFE ANIMALE

ET DE SES

APPLICATIONS A LA CHIRURGIE

PAR

Henry ARMAIGNAC,

Docteur en médecine de la Faculté de Paris.
Ex-interne adjoint des hôpitaux de Bordeaux.

PARIS

V. ADRIEN DELAHAYE et Cᵒ, LIBRAIRES-ÉDITEURS

PLACE DE L'ÉCOLE-DE-MEDECINE.

—

1876

DE

LA GREFFE ANIMALE

SES APPLICATIONS A LA CHIRURGIE

INTRODUCTION.

En traitant une semblable question, nous ne nous sommes pas dissimulé les mille difficultés qui surgiraient de toute part dans le courant de notre travail, soit au point de vue de l'expérimentation, soit au point de vue du contrôle et des déductions pratiques des expériences de nos devanciers. La question sans doute n'est pas nouvelle, et déjà se sont produits un grand nombre de travaux remarquables, surtout au point de vue physiologique et expérimental ; des observations plus ou moins favorables d'application sur l'homme ont été publiées dans les journaux et dans quelques traités de chirurgie ; les mêmes faits ont été écrits souvent en diverses langues, interprétés de diverses façons par les auteurs, tantôt exaltés outre mesure par les uns ou bien, au contraire, décriés par les autres avec une injuste partialité.

Au milieu de ce chaos d'hypothèses et d'observations souvent fort incomplètes, il nous était difficile de nous prononcer, et, plus d'une fois, nous nous sommes abstenu de résoudre, certaines questions que l'état encore peu avancé de la science sur ce sujet, et notre peu d'expérience personnelle, ne nous permettaient pas de trancher sans témérité d'une manière définitive. Quelquefois, nous nous sommes contenté de reproduire les opinions des maîtres dont nous respectons le talent et l'autorité, et nous avons toujours cherché, non pas seulement ce qui était conforme à nos idées et à nos résultats personnels, mais tout ce qui pouvait nous fournir des arguments contraires, afin qu'ainsi la discussion eût un certain intérêt et une utilité pratique.

Nous avons répété plusieurs expériences de nos devanciers, soit telles qu'elles avaient été pratiquées par eux, soit avec certaines modifications. Nos résultats sont venus souvent confirmer les leurs; mais aussi ils en ont été quelquefois assez différents pour que nous ne puissions pas nous abstenir de les mentionner. Hâtons-nous de dire que le but principal de notre travail est un but essentiellement pratique, et que nous avons traité très-légèrement toutes les questions qui s'en éloignaient tant soit peu, pour ne nous attacher qu'aux résultats cliniques. Malgré l'importance extraordinaire que depuis quelques années la physiologie expérimentale a acquise en médecine, malgré le jour qu'elle a jeté sur un grand nombre de questions jusqu'alors tout à fait inconnues ou interprétées d'une façon erronée, malgré le concours puissant qu'elle a apporté à la solution d'importantes questions biologiques, nous avons le regret de dire que, pour le sujet qui nous occupe, nous avons bien peu à attendre des expériences faites sur les animaux, sans pour cela vouloir les proscrire d'une façon définitive. En effet, les cas dans lesquels on applique la greffe sur l'homme sont des cas pathologiques, souvent fort difficiles ou impossibles à reproduire sur les animaux. D'un autre côté, les expériences, loin de réussir plus facilement sur les animaux que sur l'homme, ainsi que le disait Blandin, sont au contraire bien plus sûres chez ce dernier, car une opération qui exige avant tout pour réussir une parfaite immobilité de la partie, un pansement facile à poser et à enlever sans efforts et sans violences, enfin, tout un concours de soins et de précautions qu'on ne peut exiger que d'un être raisonnable, est bien loin certainement de présenter chez les animaux plus de chances de réussite que chez l'homme. Quiconque s'est livré, sur les chiens ou les cochons d'Inde, à des essais de ce genre, a pu se convaincre avec nous des mille difficultés que présente la pratique chez ces animaux, et du peu de réussite qu'on parvient à obtenir seulement à force de précautions et de patience; heureux encore si, au moment où le succès semble certain, un mouvement intempestif de l'animal ou une complication due à un bandage trop serré ou trop dur, ou à toute autre cause, ne vient pas détruire le travail commencé et rebuter l'expérimentateur! Sur l'homme, au contraire, les parties sont placées dans des conditions favorables avec la plus grande facilité; on peut varier à son gré les conditions de température de milieux; faire tel pansement qu'il nous plaît; ajouter ou retrancher des points de suture; s'abstenir d'en mettre; fixer les lambeaux par des agglutinatifs qui évitent de les tirailler, de les froisser, de les comprimer outre mesure; changer les pansements; agir, en un mot, avec toutes les chances favorables de réussite. Ce qui vient encore donner un plus grand poids à l'opinion que nous défendons, c'est le nombre des résultats favorables obtenus sur l'homme, comparativement aux nombreux insuccès qu'ont donnés les animaux.

Nous n'avons point la prétention d'écrire un traité complet sur la greffe animale; le temps n'est pas encore venu où une semblable question puisse être exposée d'une façon didactique, et il y a encore trop d'incertitudes sur beaucoup de points peu élucidés, pour qu'on puisse en faire une histoire complète. Nous nous bornerons à exposer l'état actuel de la

science à cet égard, à rapporter toutes les observations, tan
sur l'homme que sur les animaux, dont nous aurons pu nous
procurer la relation dans les écrits français ou étrangers, et
enfin à consigner nos propres résultats. Nous ajouterons deux
chapitres sur l'histologie de l'épidermisation et des greffes
dermiques, que le bienveillant concours et le talent remarquable de l'éminent professeur agrégé de cette Faculté,
M. Mathias Duval, nous ont permis de traiter pour la première
fois, à notre avis. Nous lui en exprimons ici toute notre re-
connaissance.

Notre travail sera divisé en trois sections très-naturelles et
assez différentes entre elles, quoique se rapportant toutes à
la greffe. Dans la première, nous traiterons de la greffe en
général, telle que celle d'organes entiers ou de portions d'organes plus ou moins composés. Dans la seconde, nous traiterons de la greffe dermique, et enfin la troisième sera con-
sacrée à l'étude des greffes épidermiques.

Le sujet, comme on voit, est vaste, et, si nos moyens ne
nous ont pas permis de le traiter à fond, du moins nous avons
fait tous nos efforts pour réunir dans le moins d'espace possible tous les matériaux épars çà et là dans la science, afin
que ceux qui nous succéderont puissent trouver un résumé
tout fait et poursuivre plus facilement de nouvelles recherches. Nous serons heureux si ces quelques pages peuvent
de nouveau attirer l'attention des praticiens sur une méthode
peut-être trop peu connue, et que le petit nombre d'observations publiées rend difficile, et d'un emploi qui est encore
loin d'être généralisé.

SECTION I

______

CHAPITRE PREMIER.

§ I. — DÉFINITION DE LA GREFFE. — HISTORIQUE.

« Il y a greffe, dit M. Paul Bert (1), toutes les fois qu'une partie séparée complètement du corps de l'animal est ensuite replacée en tel lieu qu'elle continue à vivre comme si ses rapports nourriciers n'avaient en rien été interrompus. Ce qui la caractérise, c'est l'isolement dans lequel s'est trouvée pendant un certain temps la partie séparée, privée des liens vasculaires qui lui apportaient sa nourriture, réduite à ses propres ressources et condamnée à mort si cet isolement dure trop longtemps ; ce sont ensuite les conditions d'existence retrouvées, les connexions rétablies, la solidarité nutritive acquise de nouveau et la vie, un instant en péril, assurée désormais.

« Que si l'on suppose cette séparation non fatale à la partie isolée, que si l'on admet qu'elle puisse vivre ainsi de par elle-même en puisant dans les milieux qui l'entourent les matériaux nécessaires à entretenir les évolutions vitales, on passe ainsi de la greffe animale à cet ordre de phénomènes si remarquables présentés par beaucoup d'animaux inférieurs (planaires, lombrics, etc.), et même jusqu'à un certain degré par la queue des jeunes têtards de grenouilles (Vulpian). Mais les milieux extérieurs ne suffisent pas à la greffe, il lui

______

(1) P. Bert. Thèse de Paris, 1863.

faut le contact de milieux intérieurs, de cette lymphe plastique qui s'épanche à la surface des plaies, et c'est là ce qui la distingue nettement des faits que nous venons de citer. La partie greffée doit devenir partie inhérente de l'individu, en suivre le sort ou la destinée, et participer aux mêmes évolutions physiologiques, aux mêmes usages que la partie retranchée, alors qu'elle était saine. »

Maintenant, la partie greffée peut avoir été sectionnée accidentellement, puis remise en place, et, après avoir repris de nouveau ses anciennes connexions, conserver en tout ou en partie ses usages primitifs. Dans ce cas, ce sera une greffe qu'on pourrait appeler *par restitution*, par opposition à celle qui aurait été prise dans une autre partie du corps ou sur un autre individu, de la même espèce ou non, et qui alors pourrait prendre le nom de *greffe hétéroplastique*. Déjà, en 1836, Frédéric Blandin, dans sa thèse de concours avait dit : « L'o pération qui consiste à donner une destination et une forme nouvelle à une partie empruntée à un autre individu ne serait pas de l'*autoplastie*, mais devrait s'appeler *étéroplastie* (sic). » On le voit, il y aurait encore matière suffisante pour introduire des mots nouveaux dans la science médicale si on voulait caractériser par un nom spécial toutes les opérations ou méthodes opératoires qui peuvent se présenter, et nous sommes d'avis qu'il existe déjà bien assez de mots nouveaux dans le langage médical pour que nous n'insistions pas à vouloir créer d'autres néologismes.

L'origine de la greffe par *restitution* (mot que nous emploierons cependant pour éviter de longues périphrases) se perd dans la nuit des temps, et il paraît assez naturel de penser que l'idée a dû en venir au premier individu qui aura vu une partie de son corps violemment retranchée plus ou moins totalement. Cependant les auteurs anciens ont gardé un profond silence à cet égard, et il nous faut aller dans l'Inde pour y trouver l'opération décrite avec soin et pratiquée par les médecins.

De Græfe (1), en effet, dit que les prêtres de l'Inde exploitaient la médecine à leur profit et pratiquaient la rhinoplastie dès les temps les plus reculés. Mais, soit que les prêtres indiens aient imaginé cette opération, soit que des gens spéciaux leur en aient dérobé le secret, il n'en est pas moins vrai qu'elle est restée pendant un temps indéfini le privilége particulier de la caste des *Koomas* ou potiers, et que ceux-ci y apportaient la même habileté que pour la confection des objets de leur art. On rapporte aussi qu'ils employaient quelquefois la peau complètement détachée des fesses du même individu ou d'un autre, et qu'ils ont même réappliqué avec succès le nez fraîchement coupé, car dans ce pays la section de cet organe était pratiquée par le bourreau comme châtiment infligé à certains crimes. La tradition rapporte même qu'au commencement on se contentait de réappliquer le nez que l'exécuteur de la loi venait de trancher, mais que le succès était si complet que la loi dut ordonner de le jeter au feu et que c'est alors seulement qu'on eut recours à la transplantation de la peau du front.

Dutrochet tient de son beau-frère, ancien général en chef des troupes réglées du prince Maratte Scindiah, dans l'Inde, le récit suivant qu'il a publié dans plusieurs journaux et dont il a garanti l'authenticité : « Un sous-officier des canonniers de l'armée que je commandais (c'est le général qui parle) avait été pris en haine particulière par un officier supérieur; celui-ci profita d'une faute légère qu'avait commise le sous-officier pour lui faire couper le nez. On était alors en campagne et ce malheureux mutilé fut obligé de continuer son service sans pouvoir faire restaurer son nez. Ce ne fut qu'un

(1) De rhinoplastice, sive arte **curtum nasum** ad vivum restituendi commentatio.

certain temps après, alors que la plaie commençait à se cicatriser, qu'il lui fut possible de faire pratiquer cette restauration
par des Indiens en possession de ce procédé.

Les opérateurs debutèrent par rafraîchir la peau du nez ;
ils choisirent ensuite un endroit de la fesse qu'ils frappèrent
à coups redoublés de pantoufle jusqu'à ce qu'il fut bien tu-
méfié. Alors ils coupèrent en cet endroit un morceau de peau
et de tissu subjacent de la grandeur et de la forme de ce qui
manquait au nez, ils l'appliquèrent sur ce dernier et l'y fixè-
rent solidement.

Cette espèce de greffe animale réussit à merveille. J'ai
eu longtemps à mon service cet homme après l'opération ;
il n'était point défiguré, et il ne lui restait d'autre trace de
mutilation qu'une cicatrice visible autour de la greffe. »

Il est évident que si l'opération ne réussissait pas, les médecins indiens n'en auraient pas si longtemps conservé la
pratique et M. le professeur L. Lefort dit (*Gaz. hebdom.*,
n° 9, 1872) que dans les *Indians Annals*, journal de médecine publié à Calcutta, les opérations autoplastiques par transplantation sont considérées comme des opérations cou-
rantes.

De l'Inde pour venir en Europe l'opération a mis une longue
série de siècles, et, malgré le succès qui fut obtenu par Garangeot, et qui trouva tant d'incrédules, malgré les observations publiées par William Balfour et quelques autres, les
chirurgiens les plus éminents de la première moitié du
xixe siècle doutaient encore, pour la plupart, de la possibilité
d'une semblable opération. Frédéric Blandin, quoique admettant la véracité des faits dont nous avons parlé plus haut,
dit que la plupart des chirurgiens qui ont tenté le même essai
n'ont pas été aussi heureux, et que Dieffenbach, par exemple,
a échoué dans tous les cas.

« Du reste, ajoute cet auteur, s'il est, rigoureusement par-
lant, possible d'admettre chez l'homme la réunion de parties

complètement séparées, il faut bien se garder de croire que cette réunion soit aussi facile chez lui que chez les animaux inférieurs. En effet, la force plastique est d'autant moins grande dans l'échelle des êtres organisés qu'on s'élève davantage dans cette échelle : considérable chez les plantes et les animaux inférieurs dont les parties détachées peuvent souvent vivre d'une vie propre et devenir de nouveaux individus, cette force diminue déjà beaucoup chez les animaux à sang froid ; et, enfin, infiniment réduite chez les animaux à sang chaud, elle est presque nulle chez l'homme. Il y aurait donc folie à considérer la greffe après séparation complète comme un moyen admissible d'autoplastie. »

A l'époque où Blandin écrivait ces lignes, il avait peut-être raison de parler ainsi, car les observations suivies de succès étaient fort rares ou peu connues ; mais aujourd'hui, grâce aux progrès de la chirurgie actuelle, il serait téméraire, croyons-nous, de soutenir de semblables arguments, et les nombreuses observations de parties complètement séparées du corps, et réunies avec succès, publiées jusqu'à ce jour, suf fisent, et au delà, pour faire entrer désormais dans la pratique une opération si innocente par elle-même et qui, dans les cas de réussite, donne des résultats qu'on aurait demandés en vain à toute autre méthode.

§ II. — Observations sur l'homme.

Dans une statistique publiée par M. Bérenger-Féraud, médecin principal de la marine (1), on trouve de nombreuses recherches à ce sujet et la relation détaillée d'une foule de cas, mentionnés dans les auteurs ou inédits, de réunion ou de conservation d'organes ou de parties d'organes plus ou moins séparés du corps. Le nombre des faits recueillis alors était déjà de 224, dont voici l'énumération succincte :

(1) Gazette des hôpitaux. Paris, 1870.

Il est vrai que dans un grand nombre de ces faits la partie tenait encore par un pédicule plus ou moins étroit, et par conséquent nous ne nous en occuperons pas, mais nous y trouvons aussi, pour le nez, par exemple, 15 observations de division complète suivie de réunion ; pour le pavillon de l'oreille 4 observations ; pour les doigts 34 observations.

Si quelques-uns de ces faits ne sont pas complètement probants, les autres sont rapportés par des auteurs qui ne permettent pas le moindre doute. En effet, que nous ne prétions pas une foi aveugle à certains faits de Bridenbac, de Blégny, de Dionis, de Fioraventi, la chose est naturelle ; mais pouvons-nous écarter sans discussion ce fait si contesté et toujours représenté de Garengeot ? L'autorité de Chélius peut-elle être laissée de côté sans appel ? Le fait de Regnault, si simplement raconté avec les moindres détails, n'est-il pas de nature à faire réfléchir ? Enfin la dénégation nous semble impossible pour les faits de Renzi (de Naples), de Hoffacker, qui se sont passés de nos jours, et tout en reconnaissant que la réunion est infiniment plus rare et plus difficile dans les cas de division complète, elle paraît assez possible pour justifier toute tentative de conservation.

Revenons un peu sur ces observations. Il serait inutile, et

surtout trop long, à notre avis, de les reproduire, il nous suffira d'en constater le résultat, l'authenticité et diverses circonstances particulières.

Les quatre observations de division complète du pavillon
de l'oreille sont signées de Magnin, Laurent (neveu de Percy),
Mauni, Regnault. En outre elles contiennent assez de détails
pour qu'il n'y ait pas le moindre doute à leur sujet. Dans un
de ces cas l'oreille divisée n'avait été réunie qu'un certain
nombre d'heures après l'accident. La cicatrisation a toujours
été rapide et a eu lieu par première intention.

Dans les cas de réunion du nez quelquefois la partie divisée
avait été contuse, souillée dans le ruisseau et foulée aux
pieds, comme dans le fait de Garengeot ; d'autres fois, à part
la contusion des parties, il s'est écoulé un temps assez long
avant la réunion.

Quant aux sections de doigts ou de parties de doigts les
noms de Beau, Despretz, Gorse, Piedagnel, Velpeau, son
attachés à ces 34 observations.

Si nous voulons avoir une idée de ce que peut la nature
en certains cas, il nous suffira de dire que dans les 27 cas où
le siége de la section est indiqué nous trouvons que la partie
divisée a été :

> 14 fois la phalangette dans sa continuité.
> 3 fois la phalangine.
> 4 fois la phalangette dans la contiguïté.
> 6 fois la pulpe du doigt.

Dans tous ces cas, l'os, les tendons, le derme ou l'épiderme
ont pu reprendre vie, tantôt en totalité, c'est-à-dire toutes ces
parties à la fois, tantôt partiellement. Toujours l'épiderme a
souffert plus que le derme et constamment l'ongle est tombé
lorsqu'il était compris dans la partie divisée. Il semblerait
que pendant le temps que le derme, ainsi séparé momentané-
ment des parties qui en assuraient la nutrition, a mis pour se
créer de nouvelles relations vasculaires, il n'a pu suffire à

l'entretien de son enveloppe protectrice qui, tirant de ce dernier sa nourriture par une véritable imbibition, est tombée
flétrie comme un corps étranger. C'est seulement après avoir
récupéré son intégrité fonctionnelle que. le derme a sécrété
de nouvelles cellules épidermiques destinées à le recouvrir.
L'ongle nouveau a été le plus souvent déformé, ayant des
cannelures, des nodosités, ou bien n'adhérant par sa face
profonde qu'aux environs de sa matrice.

La partie divisée a été souvent longtemps insensible, d'autres fois la sensibilité est revenue après peu de jours. Enfin
tantôt le doigt est resté ankylosé, lorsque la section avait eu
lieu dans une articulation, tantôt celle-ci a conservé son intégrité fonctionnelle. La suppuration a été quelquefois nulle et
la réunion s'est faite par première intention, cas le plus heureux que puisse souhaiter le chirurgien, mais néanmoins le
succès a été très-souvent possible, malgré une suppuration
assez abondante qui alors a nui non à la solidité, mais à la
perfection de la réparation au point de vue de l'aspect de la
cicatrice. L'os s'est réuni souvent par un cal comme dans une
simple division osseuse ; quelquefois il a été éliminé en totalité ou en partie.

Les observations précédentes ne peuvent fournir aucune
conclusion relativement à l'âge le plus favorable à ces réunions ou, si l'on veut, à ces greffes, car les malades étaient
tantôt des enfants, tantôt des adolescents, tantôt des hommes
de 24, 42, 45 ans ; de sorte que l'âge adulte ne doit point s'opposer aux tentatives de conservation ou de réunion.

Dans la thèse du D' Georges Martin (1) se trouvent con-
signés un certain nombre d'autres cas de parties plus ou
moins considérables de nez, d'oreilles, etc., dont la réunion
a pu être opérée également avec succès. Nous en extrayons
les observations suivantes que nous donnons considéra-

(1) Thèse de Paris, 1873.

blement abrégées pour ne pas surcharger notre travail de étails inutiles.

Observation du Dr Bunger (1). — Reformation du nez avec un lambeau de peau complètement séparé de la cuisse après fustigation de cette partie; par le professeur Bunger, à Marburg. Succès.

Obs. du Dr Hoffacker (de Heidelberg). — Portion de nez coupée et demeurée complètement séparée du corps pendant vingt-cinq minutes. Succès.

Obs. d'Henry Bailly (Thetford, Horfolk). — Première phalange du médius complètement séparée par une machine à hâcher la paille. Réunion une heure et demie après l'accident; succès complet après cinq semaines, le doigt conservant toutes ses fonctions.

Obs. du Dr Immiseh (d'Heidelberg). — Lèvre et nez complètement séparés d'un coup de sabre et réunis trente-six minutes après par la suture. Guérison par première intention, complète au bout de huit jours.

Obs. du Dr Smeets (de Liége). — Rondelle de peau enlevée d'un coup de couteau à la face dorsale de l'annulaire gauche. Remise en place du lambeau; contention au moyen de bandelettes d'emplâtre agglutinatif; réunion rapide par première intention.

Obs. du Dr Dubreuil, professeur agrégé de la Faculté. — Pulpe du doigt et ongle complètement arrachés par la fermeture d'une porte. Fixation du lambeau au moyen de bandelettes de diachylon. Guérison complète au bout de vingt jours.

Obs. du Dr Laboulbène, professeur agrégé de la Faculté. — Section accidentelle d'une petite rondelle de peau sur le pouce gauche. Réapplication du lambeau quelque temps après; pansement avec du tabac à priser (mode du pays, à la campagne) et fixation du lambeau avec une simple bande. Guérison rapide et complète.

Obs. de M. Petit, interne des hôpitaux. — Section transversale de l'extrémité du médius gauche et de l'ongle; fixation quelque temps après au moyen de bandelettes de diachylon; pansement ouaté; réunion complète au bout de quelques jours; retour de la sensibilité.

1re *Obs. du Dr Immiseh (d'Heidelberg).* — Section complète du nez par un coup de sabre; suture de l'organe un quart d'heure après; compresses chaudes; rétablissement de la circulation; tuméfaction de la

(1) Journal de Græfe et Walther, t. IV, liv. IV, p. 569, 1823.

partie puis gangrène le troisième jour par afflux trop considérable de sang déterminé par les compresses chaudes.

2ᵉ *Obs.* — Même cas que le précédent. Compresses froides pendant trois jours; réunion complète du nez; cessation des compresses. Le quatrième jour, le malade s'endort le nez enfoncé dans l'oreiller chaud. Gangrène de l'organe.

3ᵉ *Obs.* —Portion d'oreille sectionnée par un coup de sabre; réunion et compresses froides pendant huit jours. Au bout de ce temps, l'écoulement de sang qui avait persisté jusqu'alors ayant été arrêté par un camarade du malade, le morceau d'oreille tomba en gangrène.

Obs. du Dʳ Cadiat, professeur agrégé de la Faculté. — En juin 1872, un ouvrier eut le doigt indicateur coupé complètement par une scie circulaire au niveau de la tête de la première phalange. M. Faure, interne de garde, envoya chercher le doigt resté à l'atelier, le réunit par des sutures métalliques et fit appliquer des cataplasmes chauds. Le lendemain le doigt était chaud et vivant; 3 sangsues se remplirent successivement de sang à l'extrémité du doigt. On supprima les cataplasmes chauds et on mit des compresses froides de vin aromatique. Deux jours après le doigt était livide et sans vie.

1° *Obs. du Dʳ Bastien.* — Section complète de l'index-droit au niveau de la deuxième phalange; pansement deux heures après l'accident au moyen de bandelettes d'ouate; quarante-huit heures après, adhérence parfaite mais soulèvement de l'épiderme. Deux jours après, tout l'épiderme était décollé. On enleva le doigt et on constata une adhérence très-solide de toute la surface de section et même de l'os. L'arrachement fut douloureux et suivi d'un écoulement sanguin abondant.

2ᵉ *Obs.* — Section oblique de la première phalange de l'index; pansement ouaté deux heures après l'accident. Trois jours après, le doigt était chaud et adhérent sur toute la surface de section à peu près. L'épiderme étant entièrement décollé et le succès paraissant incertain, on arracha le lambeau. Il s'ensuivit une vive souffrance et un écoulement sanguin assez abondant.

3ᵉ *Obs.* — En 1853, un jeune homme eut le pouce coupé au-dessus de l'articulation de la deuxième phalange. Trois ou quatre heures après le doigt fut rappliqué par Malgaigne. Le malade alla bien pendant huit jours, au bout desquels il fut pris de tétanos. On ôta l'appareil et on constata une adhérence incomplète mais très-solide du fragment que l'on arracha. Le malade mourut de tétanos.

Enfin, nous ajouterons encore deux observations communiquées par le Dr Bourgougnou (de Montrichard) (1) :

Obs. 1. — Un homme de 56 ans, sanguin, lymphatique, s'enlève la pulpe du médius d'un coup de faucille en coupant de la luzerne. Arrivé chez lui environ vingt minutes après l'accident, je réclame le morceau de chair; on le retrouve, je le lave et laisse tremper quelques minutes dans l'eau tiède; puis, après l'avoir essuyé légèrement, je le rajuste à sa place et le fixe avec de petites bandelettes de sparadrap. Du quatrième au huitième jour la reprise paraît bien assurée, mais notre homme, qui tient plus à son temps qu'à l'intégrité de son doigt, se livre à un travail pénible, et le lendemain le lambeau récollé a passé du rose au noir et s'est détaché en deux ou trois jours à la façon d'une eschare produite par la pierre à cautère ou le fer rouge.

2° *Obs.* — Un autre de même âge à peu près, sanguin, nerveux, s'enlève la pulpe du médius et de l'annulaire en travaillant un morceau de bois avec un couperet et accourt chez moi pour que je le panse; les plaies ont 2 centim. de long sur 1 1|2 de large et sont inclinées sur le côté externe; je le renvoie chez lui chercher les morceaux qu'il rapporte; celui de l'annulaire porte un quart de l'ongle que j'enlève avec mes pinces de trousse; sur l'autre je trouve adhérente une portion de phalange grosse comme une lentille; je l'enlève avec mes ciseaux et, après avoir trempé ces morceaux quelques minutes dans l'eau tiède, je les rapplique chacun à sa place et les y maintiens par de fines bandelettes enduites et recouvertes de plusieurs couches de collodion, en ayant soin d'éviter de faire l'enveloppement complet du doigt pour empêcher la constriction. Bien que la première phalange du médius ait été totalement divisée par l'instrument tranchant, la réunion s'est faite par première intention sur l'un et l'autre doigt; seulement il s'est produit une eschare au centre du lambeau dont j'avais enlevé une portion d'os. Il n'y a eu de suppuration que dans ce point et pour sa chute qui n'a pas compris plus du quart de la greffe dont le reste formait un large anneau.

Aujourd'hui, deux mois après l'accident, on distingue difficilement la ligne qui marque la circonférence des lambeaux recollés, dont la sensibilité est à peu près normale.

Il ne faudrait pas cependant se dissimuler que, quoique la réunion doive toujours être tentée, elle survient invariable-

____

(1) Gazette des hôpitaux, 1875, p. 756.

ment, et Percy (1), après avoir défendu la bonne foi de Garengeot, et donné la relation détaillée du fait qui fit tant de
bruit au commencement du siècle dernier, dit que pendant
longtemps il s'est mis, lui aussi, du côté des rieurs, et doutait
qu'un nez complètement séparé de la face pût, étant rappliqué avec précaution, contracter des adhérences, s'y cicatriser, et recouvrer, en un mot, la vie qui lui est propre et dont
il avait été privé, mais que cependant il suspend son juge-
ment et croit la chose possible, puisqu'il y en a des exemples
authentiques, mais assez difficile à obtenir, puisque sur 10
ou 12 tentatives de ce genre qu'il a faites dans sa vie, il n'a
jamais obtenu de succès.

Lanfranc n'y avait aucune confiance, et disait : « Eos deri-
« deo et mendacii impudentissimi arguo, qui affirmare au-
« dent aliquot portasse nasum incisum in manu, qui illis
« postea fuerit in suum locum restitutus. »

§ III. — EXPÉRIENCES SUR LES ANIMAUX ; GREFFES D'ORGANES
ENTIERS ET DE PORTIONS D'ORGANES.

Après cette longue énumération de faits observés sur
l'homme, il nous semble qu'il ne sera pas inutile de consigner les résultats obtenus sur les animaux par les divers
expérimentateurs qui se sont occupés de la question. Nous
citerons en première ligne M. Paul Bert, dont les expériences
sur des queues de rat, exécutées en 1863, sont fort intéressantes au point de vue physiologique. Cet auteur prenait la
queue d'un jeune rat et, après l'avoir dépouillée de son enveloppe cutanée, la plaçait sous la peau d'un autre rat, et
observait ce qui s'était passé au bout de quelques semaines
ou de quelques mois. Variant ensuite l'expérience, et pour

(1) Percy. Dictionnaire en 60 vol., art. Ente animale. Tome XII,
p. 339.

observer la durée de la vitalité dans la greffe, il ne se contentait plus de pratiquer l'opération aussitôt après avoir sectionné la queue, mais il faisait subir à cette dernière diverses préparations qui consistaient, par exemple, à la confiner plus ou moins longtemps dans un tube de verre; à l'exposer à des températures variables; à la soumettre au contact de liquides ou de gaz divers, etc., et d'autres épreuves dont nous parlerons lorsque nous nous occuperons de la vitalité des tissus; en outre de cela, le même auteur a pratiqué aussi ce qu'il a appelé la *greffe siamoise*, par analogie avec ce qui avait lieu chez les deux frères célèbres dont le souvenir est dans toutes les mémoires. Dans ce cas, il a observé de véritables relations vasculaires entre les deux individus ainsi unis, et une solidarité telle, qu'un médicament ou un réactif administré à l'un des animaux, pouvait facilement faire effet ou être constaté chez l'autre.

Dans une série d'expériences (1), MM. Legros et Magitot ont cherché à greffer des tissus ou des organes à l'état embryonnaire afin d'en étudier le développement. Le follicule dentaire et les organes qui le constituent ont été pris dans 88 greffes qui ont été pratiquées de la façon suivante : 10 prises sur des chiens nouveau-nés et transportées sur des cobayes adultes, se répartissaient de la manière suivante : follicules entiers, 6; organes de l'émail isolés, 3; bulbe seul, 1. Ces expériences ont toutes donné des résultats négatifs et se sont terminées par résorption ou par suppuration; les greffes étaient introduites immédiatement après leur extraction du chien, tué par la section du bulbe, sous la peau de l'animal réunie ensuite par une suture.

Les 78 autres greffes ont été invariablement pratiquées de chiens nouveau-nés ou jeunes sur chiens adultes. Le temps pendant lequel ces greffes ont été maintenues, a varié de

(1) Comptes-rendus de l'Académie des sciences, 1874, p. 357.

13 à 54 jours, et il est bon de dire en passant qu'une série de 25 greffes, qui sont ainsi restées le temps maximum, se sont toutes résorbées.

Ces 78 greffes se divisent de la manière suivante :

Portions de maxillaires avec follicules inclus 5
Follicules isolés et entiers 26
Bulbes dentaires isolés................................ 16
Bulbes restés couverts de leur chapeau de dentine rudi-
    mentaire 7
Organes de l'émail isolés et greffés avec un lambeau de
    muqueuse buccale 19
Organes de l'émail avec le chapeau de dentine sous-
    jacent... 1
Chapeaux de dentine isolés............................ 4
                                                              78

Le résultat définitif a été le suivant :

Parmi les follicules complets transplantés, 7 ont continué de vivre, ce qui établit une proportion de 25 p. 100. Ces 7 follicules se sont accrus régulièrement, sauf dans un cas où quelques troubles de nutrition ont amené la production de dentine globulaire et de faisceaux irréguliers de prismes d'émail.

Les 16 greffes de bulbes dentaires ont donné seulement 3 résultats positifs, soit environ 20 p. 100. Un nouveau chapeau de dentine s'est reproduit tout à fait régulier dans deux cas, et dans le troisième un peu altéré dans sa nutrition et globuleux. Ils étaient tous dépourvus d'émail.

Quant aux autres greffes, elles se sont toutes terminées invariablement par suppuration, avec élimination ou absorption.

On peut conclure de ces expériences :

1° Que les transplantations sur des animaux d'un autre ordre zoologique ont donné un résultat négatif.

2° Que les expériences consistant à transplanter des portions plus ou moins volumineuses de mâchoire, avec des follicules inclus, ont échoué par suppuration ou résorption.

3° Que les greffes de l'organe de l'émail isolé, paraissent vouées invariablement à la résorption.

4° Que les follicules et les bulbes dentaires peuvent continuer de vivre et de s'accroître.

5° Que l'accroissement, dans les cas de succès, se fait avec peu de différence avec l'état normal.

Dans la séance du 27 novembre 1869, M. Vulpian a présenté, à la Société de biologie, de la part de M. Philipeaux, un rat albinos, sur lequel il avait obtenu une greffe de la rate. Le rat avait un an lorsque l'expérience a été faite. M. Philipeaux, à cette époque, le 20 août 1869, a introduit, dans l'abdomen de l'animal, la rate d'un jeune rat âgé de 25 jours ; l'organe avait, lors de son introduction, 12 millimètres de longueur, 4 de largeur et 3 d'épaisseur.

Trois mois et six jours après l'opération, on a trouvé la rate greffée absolument de la même couleur et du même aspect que la rate propre de l'animal. Son volume s'était accru, car elle mesurait 12 millimètres de longueur, 9 millimètres de largeur et 4 millimètres d'épaisseur. On voyait, à sa face profonde, quelques vaisseaux très-petits qui en sortaient ou y pénétraient.

Dans cette expérience, la greffe avait été faite sur un animal de même espèce que celui qui l'avait fournie, et par conséquent ne pouvait en rien infirmer la loi posée par MM. Paul Bert, Ch. Legros et Magitot, à savoir : que la greffe ne réussit que sur des animaux d'une même espèce zoologique ou d'un ordre très-voisin ; mais le 11 décembre de la même année, M. Vulpian présentait, à la même Société de biologie, toujours de la part de M. Philipeaux, un exemple d'une greffe d'une dent dans la crête d'un coq, et dont voici la relation :

Le 13 janvier 1853, M. Philipeaux, après avoir fait une incision dans la crête d'un jeune coq, y introduisit une incisive d'un cochon d'Inde né depuis quelques heures. La dent, bien complète, était munie de son bulbe, et avait été placée dans la crête de telle sorte, que le bulbe fût dans la profondeur de la plaie et l'extrémité libre vers l'extérieur.

Cette dent avait, le jour de l'opération, 8 millimètres de long sur 2 millimètres de diamètre. Le coq fut tué dix mois après l'opération. La dent qui, le jour où elle avait été insérée dans la crête, était entièrement cachée dans la plaie, faisait, au moment de la mort du coq, une saillie de 5 millimètres, et sa longueur totale était de 13 millimètres. Elle s'était donc accrue de 5 millimètres.

On pourrait rapprocher cette expérience de celles de J. Hunter et de A. Cooper, mais ce qui en fait l'intérêt majeur, c'est qu'il s'agit de greffe d'un mammifère sur un oiseau, c'est-à-dire sur un animal d'une classe zoologique différente.

Dans une note, présentée à l'Académie des sciences le 27 mars 1865, par M. Flourens, au nom de M. Mantegazza qui s'est livré à de nombreuses recherches sur la greffe animale, nous trouvons le paragraphe suivant : « J'ai greffé, et pour plusieurs classes d'animaux, presque tous les organes. Il y a des tissus qui sont atteints de la dégénération graisseuse; il y en a qui végètent dans le nouvel organisme en y contractant des adhérences par de nouveaux vaisseaux et du tissu conjonctif. Dans la grenouille, le testicule continue de produire des zoospermes, et l'estomac, après avoir contracté des adhérences vasculaires, produit toujours du mucus et du suc gastrique. Après vingt-sept jours, j'ai pu obtenir des digestions artificielles parfaites avec l'estomac greffé.

La rate peut vivre longtemps dans un autre organisme chez les batraciens, et peut même augmenter de poids.

L'ergot d'un coq a pu vivre l'espace de huit ans dans l'oreille d'un bœuf, et y acquérir le poids de 396 grammes.

Dans une autre partie de mon travail, j'ai greffé de la

fibrine pure sans globules ni rouges ni blancs, et je l'ai vue s'organiser et se transformer en pus, tissu conjonctif, cellules granuleuses et en nouveaux vaisseaux. En variant les expériences de mille manières, en étudiant l'organisation du sang greffé ou retenu dans un vaisseau, j'ai pu me convaincre de la fausseté du principe de l'École de Berlin : « Omnis cellula ex cellulâ. » La fibrine est un principe immédiat de l'organisme, et, d'elle-même, par le contact des tissus vivants, peut s'organiser.

Virchow a depuis longtemps signalé ce fait, que des éléments cellulaires détachés d'une tumeur à la surface de l'estomac ou de l'épiploon étaient tombés dans les parties déclives de la cavité abdominale, et, en s'y greffant et proliférant, avaient donné naissance à une nouvelle masse de néoplasme, principalement dans le cul-de-sac recto-vésical chez l'homme, ou dans les culs-de-sac recto-utérin ou utéro-vésical chez la femme. Mais, bien que les conditions anatomiques et physiques paraissent favorables à une semblable migration, et que cette preuve soit surtout invoquée pour étayer la théorie cellulaire de l'École allemande, nous ne pouvons pas du tout en vérifier directement ni expérimentalement la certitude. Czerny, de Vienne, a échoué complètement dans quatre tentatives, pour greffer des morceaux de tumeurs sur des plaies en granulation.

Le Dr de Lantilhac (1) dit qu'il existe dans le musée de Hunter les testicules d'un coq complètement adhérents dans le ventre d'une poule où ils avaient vécu pendant longtemps sans perdre de leur volume naturel.

A. Bérard (2) dit, d'après Dieffenbach, que des plumes jouissant encore de leur vitalité, prirent racine dans de petites plaies faites à la peau d'oiseaux appartenant à la même

(1) Thèse de Montpellier, 1848, n₀ 73.
(2) Dict. de méd. en 25 vol., art. Néoplastie.

espèce. Wiseman, au rapport de Burdach, s'étant transporté dans la peau du bras une plume tirée de la tête d'une poule, éprouva de la douleur et une petite perte de sang lorsqu'il l'arracha, un mois après. Charles Darcusia (*Traité de fauconnerie*, Paris, 1805) prétend qu'on peut remettre de grandes plumes aux oiseaux chez lesquels elles ont été rompues ou arrachées.

Baronio a fait des essais bien plus curieux encore. Il a greffé avec succès l'aile d'un serin et la queue d'un chat sur la crête d'un coq.

Hunter rapporte, dans ses œuvres, qu'il implanta dans la crête de gallinacés des dents humaines fraîchement extraites et que ces dernières contractèrent de solides adhérences. Des injections bien faites lui démontrèrent d'une manière évidente la continuité vasculaire des parties implantées avec celles qui les avaient reçues. Les pièces ont été vues en 1832 par Jobert de Lamballe. Plus tard ces expériences furent tentées par A. Cooper et suivies du même succès.

Florent Cunier, dans ses expériences de transplantations de cornées de lapin, a réussi non-seulement sur le lapin, mais aussi sur le chien. M. Desmarres a fait aussi de nombreuses recherches sur le même sujet, ainsi que M. Pawer, médecin à l'hôpital Saint-Barthélemy. Nous en parlerons un peu plus loin lorsque nous nous occuperons de la partie clinique de la greffe.

Sans nous arrêter plus longtemps aux récits plus ou moins dépourvus de crédit scientifique de Bartholin qui rapporte qu'un matelot, portant une plaie assez grande à la face, y plaça un morceau de viande de mouton qui contracta des adhérences suffisantes pour cacher convenablement sa difformité ; de Olaüs qui prétend avoir vu rétablir une lèvre affectée de division congénitale au moyen d'une portion de volaille, nous ne pouvons cependant nous empêcher de parler des greffes d'os et de périoste pratiquées par M. Ollier et par

M. Philipeaux. Le chirurgien de Lyon a démontré que le périoste d'un jeune animal transporté dans le tissu cellulaire sous-cutané, dans le tissu musculaire et dans d'autres régions, continue de vivre et de former des couches osseuses. Il a demontré également que cette membrane périostique pouvait se greffer à la surface d'un ulcère, et présenté un malade chez lequel il avait pratiqué depuis vingt jours cette opération. Un lambeau de périoste de 6 centimètres carrés avait été enlevé sur une jambe qu'il venait d'amputer et étalé sur la surface granuleuse d'un ulcère en voie de réparation. L'adhérence avait eu lieu et persistait, comme nous venons de le dire, vingt jours après l'opération.

Dans ses expériences sur les transplantations osseuses, le même auteur se bornait à remettre en place la rondelle d'os enlevée par la couronne de trépan. M. Philipeaux s'est placé dans des conditions plus favorables : au lieu de remettre en place le disque enlevé par la couronne de trépan, il le transportait sur un autre animal chez lequel il avait fait au crâne une ouverture avec le même instrument, mais en se servant d'une couronne plus petite. De cette façon, la rondelle osseuse remplissait complètement l'ouverture destinée à la recevoir et se trouvait placée dans de très-bonnes conditions d'immobilité et d'adhérence. Cet auteur, bien qu'ayant enlevé le péricrâne et la dure-mère des rondelles osseuses, a vu ces dernières se souder d'une façon plus ou moins complète dans leur nouvelle situation. Tantôt il y a eu exfoliation d'une partie plus ou moins complète de la lame externe de la rondelle, tantôt celle-ci n'a subi aucune perte de substance et s'est greffée en entier par sa base et par sa circonférence. Les animaux qui faisaient le sujet de ces expériences étaient des cobayes âgés de 40 jours.

Au commencement de ce siècle ces mêmes expériences ont été tentées en Allemagne, et Maunoir (1), habile et savant

(1) Maunoir. Questions de chirurgie, p. 112.

chirurgien de Genève, a pu dire que ces expériences amèneront tôt ou tard les chirurgiens à remplir l'ouverture faite au
crâne au moyen d'un disque rapidement enlevé pendant le
pansement sur un animal avec la même couronne dont on
s'est servi pour trépaner.

CHAPITRE II.

DE LA VITALITÉ DES TISSUS.

Il serait difficile de définir exactement la *vitalité* ; cependant nous pouvons dire avec Littré et Robin que c'est l'ensemble des propriétés inhérentes à la matière organisée ; elle
est alors synonyme de *vie*. C'est dans ce sens qu'on dit la
vitalité d'un tissu pour exprimer l'ensemble de ses propriétés
végétatives ou animales. En médecine, lorsqu'on parle des
modifications de cette vitalité, c'est particulièrement de la
nutrition qu'il est implicitement question. Dans la question
qui nous occupe nous dirons que la vitalité est la propriété
qui permet à une partie complètement séparée du corps, de
pouvoir, après être greffée, continuer à suivre les diverses
évolutions vitales qu'elle aurait subies si elle n'avait pas été
séparée. Les deux thèses fort importantes de P. Bert (1) et de
Georges Martin (2) nous fourniront une ample provision de
matériaux.

Il fut un temps où l'on croyait que la vie était quelque chose
d'immatériel, de mystérieux, d'unique, tenant sous sa dépendance toutes les parties du corps qui n'étaient alors, pour
ainsi dire, que des organes passifs animés par cette force centrale et mourant dès que, par une cause quelconque, ils ve

(1) P. Bert. Thèse pour le doctorat ès sciences. Des conditions de vitalité des tissus, 1866.

(2) Georges Martin. Thèse de Paris, 1873. De la durée de la vitalité
des tissus dans les transplantations cutanées.

naient à en être complètement séparés. On croyait, et quelques-uns croient encore aujourd'hui, que toutes les actions moléculaires, que toutes les propriétés de la matière organisée devaient cesser immédiatement, dès que s'était envolé l'*esprit vital* qu'on supposait exister d'une vie propre, indépendante et tout à fait en dehors de la matière. On partait d'une idée préconçue, d'un principe supposé indiscutable *a priori*, pour établir ces singulières doctrines qui ont pendant si longtemps dominé la science, étouffé la raison et arrêté le développement intellectuel. La recherche des causes premières a pendant longtemps occupé les esprits les plus sérieux et n'a abouti qu'à des conceptions absurdes, parfois délirantes, qu'à des théories imaginaires et sans utilité ni valeur scientifique. Au lieu de remonter du simple au composé, du connu à l'inconnu, on suivait une méthode inverse et on n'aboutissait qu'à une pétition de principe, à un cercle vicieux dont on ne pouvait sortir. Si nous considérons la matière brute, nous voyons qu'elle est soumise uniquement aux lois physiques et chimiques ; de plus, elle possède certaines propriétés qui lui sont inhérentes et dont on ne se demande jamais la cause. L'étendue, la pesanteur, l'attraction lui sont essentielles, c'est là sa manière d'exister ; elle n'est pas autrement. Toutes ses parties sont semblables et possèdent les mêmes propriétés. Si nous remontons jusqu'aux plantes, nous voyons persister certaines propriétés de la matière brute, tandis que d'autres se modifient par l'addition de nouvelles forces qui contrebalancent, annihilent les premières. Ces nouvelles propriétés fort remarquables sont végétatives et se rapportent : 1° à la nutrition ; 2° au développement ; 3° à la reproduction.

Il serait sans doute très-intéressant d'étudier ces diverses propriétés, d'en suivre les modifications et la multiplication à mesure qu'on remonte de l'algue unicellulaire aux plantes plus élevées, pour arriver enfin à ces végétaux singuliers qui semblent posséder certaines propriétés qui sont le partage exclusif des animaux ; nous voulons parler des sensitives et de ces plantes carnassières qu'on a décrites dans ces dernières années et dont quelques-unes, paraît-il, dévoreraient leur proie après lui avoir fait subir une véritable digestion, mais cela nous entraînerait trop loin de notre sujet.

Les animaux, outre les propriétés végétatives sans lesquelles ils ne pourraient exister, possèdent de plus une activité spéciale, l'*animalité*, qui comprend la *névrilité* et la *contractilité*. Il n'y a d'autre *force vitale* que ces propriétés-là inhérentes à la substance organisée, amorphe ou figurée. Ces propriétés spéciales, bien qu'inhérentes à certains tissus, ont cependant besoin, pour exister, du contact de certains milieux dont l'action chimique exerce sur elles un empire absolu, et dans lesquels toutes les parties vivent chacune pour leur propre compte, en vertu d'une autonomie dont les manifestations synergiques chez toutes constituent l'apparente unité de la vie (P. Bert).

D'après les recherches de P. Bert, de Georges Martin et de beaucoup d'autres auteurs sur la durée de la vitalité des tissus, d'après les nombreuses observations que nous fournissent les annales de la science sur des parties séparées du corps depuis longtemps et réunies avec succès, le doute n'est plus permis aujourd'hui, sur l'autonomie de la vie dans chaque parcelle de l'organisme et sur son indépendance relative dans chaque élément figuré. Certains organes sont chargés de régulariser la nutrition de certains autres, et dans l'encéphale se trouve le grand moteur de toute la machine animale. Dès que ce dernier s'en trouve séparé, aussitôt la respiration et l'hématose s'arrêtant, les conditions chimiques sont changées et la vie s'éteint graduellement et progressivement avec l'altération des milieux. Les tissus conserveront encore leurs propriétés spéciales tant que les matériaux nutritifs y existeront en quantité suffisante pour retomber sous l'empire des lois chimiques, dès que ces derniers viendront à manquer ou à s'altérer.

Chez les animaux inférieurs, l'influence de l'organe central est de moins en moins nécessaire, et chaque partie du corps jouit des mêmes propriétés et peut absorber sa nourriture par un point quelconque de sa surface. D'autres animaux moins simples, et doués de certains instincts, tels que les hydres d'eau douce, par exemple, peuvent être divisés en plusieurs parties, et chacune de ces dernières acquérir assez rapidement les portions qui lui manquent et devenir un animal complet et distinct. La même chose se passe chez les planaires et chez beaucoup d'autres animaux.

La simple vue d'une queue de lézard coupée et qui continue de s'agiter pendant longtemps, malgré sa division successive en fragments de plus en plus petits ; d'un cœur arraché d'un animal vivant et qui continue de battre parfois pendant plusieurs heures, si on le met dans des conditions favorables, doivent nous donner une idée de la répartition de la vie.

Mais ces phénomènes sensibles à nos sens ne sont pas les seuls qui s'accomplissent, car la même chose se passe dans l'intimité des tissus et c'est ainsi que, d'après Dupuytren, les séreuses continuent leurs fonctions après la mort puisque les épanchements qu'elles contiennent diminuent ou disparaissent entièrement après que la vie générale a cessé. Les mouvements vermiculaires des intestins peuvent continuer de se produire longtemps après la mort, et si dans ce cas il y a des mouvements, c'est-à-dire une dépense de force, il faut bien admettre que la contraction, qui est une propriété inhérente à la fibre musculaire tant que sa nutrition s'accomplit, n'est qu'une transformation de cette force emmagasinée dans l'intimité de son tissu.

Bichat n'a-t-il pas remarqué le premier que les ongles et les poils croissent après la mort ?

Nous n'en finirions pas si nous voulions énumérer toutes les preuves qui militent en faveur de la théorie que nous soutenons, et qui est celle de l'école actuelle ; cependant nous ne pouvons résister au désir de citer une dernière preuve et d'un ordre beaucoup plus élevé.

Si les éléments histologiques conservent pendant un certain temps, comme à l'état latent, leur vitalité, cette dernière propriété se borne, ainsi que nous l'avons vu, à la production d'un petit nombre de phénomènes nutritifs ou moteurs. On peut pendant quelque temps produire des mouvements dans certaines parties en excitant directement les muscles, ou les nerfs qui s'y rendent, par l'électricité. Mais ces mouvements communiqués obéissent fatalement à la volonté de l'expérimentateur qui les produit ou les fait cesser alternativement, selon qu'il fait passer ou qu'il interrompt le courant. Mais si nous pouvons obtenir des mouvements spontanés de certaines parties, indépendants de la volonté de l'observateur, il paraîtra probable que ces actes seront produits par une action volontaire du sujet, et par conséquent si nous pouvons faire revenir cette volonté, qui était à jamais perdue, par l'excitation de l'organe qui est supposé en être le siége, et cela avec son excitant naturel, le sang artériel, nous aurons prouvé, d'une manière presque irrécusable, que la *volonté* elle-même, comme la sensibilité, la contractilité et toutes les autres propriétés des tissus vivants, n'échappe pas à la loi générale de l'influence physico-chimique qui régit la matière organisée aussi bien que les corps sans vie. Dès lors ce ne sera plus une propriété exclusive à un mythe mystérieux, immatériel qui serait supposé commander à la matière et qui en disparaissant devrait entraîner avec lui la vie et toutes ses manifestations. C'est à ce propos que nous allons citer l'expérience remarquable proposée par Legallois et si bien exécutée pour la première fois par Brown-Séquard (1) qui la décrit ainsi :

(1) *Journal de la Physiologie* de Brown-Séquard. Paris, 1858, p. 119,

Je décapitai un chien en ayant soin de faire la section au-dessous de l'endroit où les artères vertébrales pénètrent dans leur canal osseux.

Huit minutes après, le pincement de la peau étant sans effet, j'appliquai un courant galvanique d'une intensité assez considérable à la moelle allongée, mise à nu, en ayant soin d'éviter le passage du courant par les parties voisines. Il ne se manifesta aucun mouvement. Les conducteurs appliqués à la protubérance ne produisirent aussi aucun effet. Dix minutes après la cessation des mouvements respiratoires des narines, des lèvres et de la mâchoire inférieure, j'adaptai aux quatre troncs artériels de la tête des canules qui étaient en rapport par des tubes de caoutchouc avec un cylindre de cuivre par lequel j'injectai du sang, chargé d'oxygène, à l'aide d'une seringue. En deux ou trois minutes, après quelques mouvements désordonnés, je vis apparaître des mouvements des yeux et des muscles de la face qui semblaient être dirigés par la volonté. Je prolongeai l'expérience un quart d'heure, et, durant toute cette période, ces mouvements, en apparence volontaires, continuèrent d'avoir lieu. Après avoir cessé l'injection, ces mouvements cessèrent et furent bientôt remplacés par des convulsions des yeux et de la face, par les mouvements respiratoires des narines, des lèvres et des mâchoires et ensuite par les tremblements de l'agonie. La pupille se dilata et se resserra ensuite comme dans la mort ordinaire.

Cette expérience, ajoute Brown-Séquard, démontre positivement le retour des propriétés vitales et des fonctions de l'encéphale, sous la seule influence du sang chargé d'oxygène.

CHAPITRE III.

DE LA DURÉE DE LA VITALITÉ DES TISSUS ET DES CIRCONSTANCES NUISIBLES OU FAVORABLES A LA GREFFE.

La vitalité, avons-nous dit, persiste dans les tissus après la mort de l'individu, à plus forte raison doit-elle persister dans une partie qui a été enlevée sur un animal vivant. Maintenant cette vitalité se conservera-t-elle assez longtemps pour que la greffe n'éprouve pas de changements ultérieurs et conserve les caractères qu'elle avait sur l'individu qui en était porteur, ou bien passera-t-elle par une série de métamorphoses qui en changeront la nature et, par conséquent, les propriétés? C'est ce que nous allons examiner. Nous aurons d'abord à considérer : a, *constitution anatomique de la greffe;* b. *conditions relatives à la solution de continuité ;* c. *influence des milieux.*

a. La texture anatomique de la greffe a une grande influence sur les chances de réussite et, en premier lieu, nous devons dire que, toutes choses égales d'ailleurs, l'adhérence se fera d'autant mieux que la greffe sera plus vasculaire et d'une constitution anatomique plus simple ; cependant presque tous les tissus sont susceptibles de se greffer et les expériences de P. Bert, à cet égard, ne laissent aucun doute. D'après ce physiologiste, les éléments anatomiques se conduisent ainsi qu'il suit, dans le cas, bien entendu, de la greffe parfaitement réussie : les uns continuent à vivre et à jouir de toutes leurs propriétés vitales, tels sont les éléments osseux, cartilagineux, tendineux, lamineux; d'autres disparaissent peu à peu, comme la fibre musculaire, qui perd ses stries, se réduit à sa gaîne celluleuse ou se transforme en graisse; la fibre nerveuse, enfin, présente les phénomènes successifs de dégénérescence et de réintégration qu'ont si bien décrits MM. Vulpian et Philipeaux.

Les expériences de P. Bert portaient sur des queues de rat, c'est-à-dire sur des parties complexes contenant à la fois du tissu osseux, du tissu cartilagineux, du tissu musculaire, du tissu fibreux. Toutes ces parties continuaient de vivre et de croître sous la peau du nouvel individu qui en était porteur presque avec la même rapidité qu'elles l'eussent fait si on les avait laissées à leur place primitive. Non-seulement elles croissaient, mais elles étaient susceptibles de passer par certains processus pathologiques, absolument comme à l'état normal : c'est ainsi que les fractures opérées sous la peau dans la partie greffée, après que cette dernière avait de solides adhérences, se consolidaient au moyen d'un cal ne différant en rien d'un cal ordinaire. Par conséquent, non-seulement la partie est susceptible de vivre, mais encore de réparer ses lésions. Seul le tissu musculaire s'atrophie constamment, disparaît ou passe à l'état graisseux.

Ce qui se passe dans les expériences s'est produit aussi sur l'homme, et c'est ainsi que dans quelques observations de division des doigts, nous avons trouvé après la guérison l'intégrité de l'organe conservée, la soudure de l'os complète et la fonction rétablie. Il faut dire aussi que le succès est rarement aussi complet, et que l'os surtout est, la plupart du temps, résorbé ou éliminé.

Il y a dans l'existence de toute partie greffée trois stades bien distincts : dans le premier, elle est séparée du corps auquel elle appartenait et soumise à l'action des milieux extérieurs ; pendant le second, elle est à l'abri de ces milieux et baignée immédiatement par le plasma épanché autour d'elle ; le troisième marque son admission définitive dans le nouvel organisme dont les vaisseaux sanguins se mettent en communication directe avec les siens propres.

b. Les circonstances relatives à la solution de continuité de la greffe se rapportent à la façon dont la division a eu lieu. La partie peut être sectionnée nettement par un instrument tranchant, ou bien être en quelque sorte arrachée, soit avec les dents, soit par la pression d'une porte violemment fermée, comme il en existe quelques exemples. On pourrait croire, de prime abord, que ces dernières conditions dans lesquelles les parties sont plus ou moins contuses et déchirées sont très-défavorables à la réunion, et cependant il existe plusieurs observations de succès obtenu dans de semblables circonstances, tandis que dans d'autres cas où la section était nette et régulière le succès n'a pu être obtenu. Nous pensons, néanmoins, que la contusion est une circonstance défavorable, mais que l'irrégularité de la plaie n'a pas d'importance ; l'essentiel, c'est que l'affrontement des parties qui doivent être unies soit maintenu le plus exactement possible. Dans le cas donc où l'on aurait à réunir un organe séparé dont la surface de section serait irrégulière, il nous semble inutile de recourir à un avivement préalable, si les surfaces peuvent être facilement mises en contact. En effet, comme le répètent tous les anatomistes, le corps humain, et le règne animal en général, affecte peu ou point les formes géométriques pures, surtout les surfaces planes y sont fort rares, et il n'y a pas de raison pour que l'adhérence se produise plus facilement entre deux surfaces planes qu'entre deux surfaces qui s'engrènent pour ainsi dire l'une dans l'autre, à la condition toutefois, et c'est très-essentiel, qu'il n'y ait pas de vide entre les parties mises en contact et que ni le pus ni d'autres impuretés, ni l'air puissent se trouver emprisonnés.

Le temps pendant lequel la greffe est restée séparée du corps a aussi une grande influence, et l'on comprend que plus tôt la greffe sera appliquée, plus il y aura, toutes choses égales d'ailleurs, de chances de réussite ; mais, en se plaçant dans certaines conditions que nous indiquerons plus tard, nous savons que ce temps peut être assez long et que pendant plusieurs jours les greffes conservent leur vitalité et sont aptes à contracter des adhérences. On ne peut ici fixer de limites, car les conditions physiologiques se lient les unes aux autres, et il y a toujours plusieurs éléments dans la question. Si, dans les expériences sur les animaux, et pour les greffes incluses, la séparation a pu être une fois de sept jours sans nuire au succès, chez l'homme on n'a jamais observé un tel laps de temps quoique cependant, comme nous le verrons quand nous traiterons des greffes cutanées, celles-ci soient aptes à se greffer après plus de vingt-quatre heures. Les conditions de température et de milieux jouent ici un rôle tout à fait principal comme nous allons le voir.

c. *Conditions de milieux.* On sait que les fermentations et les décompositions animales se font d'autant plus facilement que la température s'élève au-dessus de zéro d'un nombre de degrés variable, mais oscillant en général entre 25° et 50°. Au-dessus et au-dessous de ces chiffres, la décomposition, quoique possible, est cependant plus lente. Or, la greffe, une fois séparée de l'organisme, se met bientôt en équilibre de température avec l'extérieur, vu son petit volume, si on ne prend aucune précaution pour l'y soustraire, et par conséquent doit subir l'influence de cette température. Si c'est pendant l'été, ou que la chose se passe dans un pays chaud, la partie séparée ne pourra conserver sa vitalité que très-peu de temps, et, après quelques heures au plus, nous croyons le succès impossible.

Sans doute nous n'ignorons pas, que P. Bert a réussi à greffer des queues de rat qui avaient séjourné cinq ou six minutes dans des tubes de verre exposés dans une étuve à une température de 44, 46, 57°; mais ce qui a lieu pour les greffes incluses ne se produit pas aussi facilement pour un organe qui, au lieu d'être enveloppé de toute part par les sucs nutritifs, n'a qu'une surface souvent fort restreinte, par laquelle peuvent pénétrer les liquides et s'établir les rapports vasculaires, comme cela a lieu pour les sections de nez, d'oreilles ou de doigts.

Une température basse, au contraire, s'opposera aux décompositions organiques, et les tissus étant intacts pourront de la sorte conserver pendant longtemps leur aptitude à se greffer, car MM. P. Bert, Ollier et Georges Martin, ont démontré que des queues de rat et des lambeaux de peau étaient susceptibles d'adhérence, après une exposition de plusieurs heures dans la glace fondante ou même dans des mélanges réfrigérants où le thermomètre marquait — 7° et — 12°. Nous trouverons dans le chapitre suivant, qui traitera de la partie clinique de la question, quelques considérations et quelques applications pratiques résultant de ce que nous avons exposé plus haut.

Mais si la température joue un certain rôle dans la question des milieux, avant la greffe, son influence n'est pas moins notable après que les parties destinées à se réunir sont mises en contact, et, en étudiant attentivement les observations qui existent dans la science, nous avons pu nous convaincre que le froid appliqué après la greffe a été favorable à cette dernière, et dans plusieurs cas a seul prévenu la gangrène, que rendait imminente la turgescence du lambeau.

Dans les expériences qui ont été tentées sur l'influence de divers agents sur les greffes, on a vu que certains corps exercent une action délétère promptement mortelle sur les éléments anatomiques, comme, par exemple, les acides phosphorique et acétique, l'eau bromée ; l'eau pure elle-même a une action également funeste dès que l'immersion se prolonge un certain temps, surtout si la température en est élevée. La sécheresse ou l'humidité extérieure paraissent sans influence. Ceci nous fournira quelques indications pour les méthodes de pansement et les soins consécutifs à l'opération.

CHAPITRE IV.

DE LA RÉUNION DES PARTIES COMPLÈTEMENT SÉPARÉES DU CORPS.
TRAITEMENT.

Après ce que nous avons dit précédemment, il ne nous reste, pour terminer le sujet, qu'à exposer brièvement l'ensemble des moyens qui nous ont paru les plus favorables à la réunion des organes ou parties d'organes accidentellement séparés.

On devra donc avant tout opérer la réunion le plus promptement possible après avoir toutefois débarrassé les parties, destinées à être remises en contact, du sang et autres impuretés qui pourraient s'y trouver. L'eau alcoolisée ou le vin tiède seront très-propres à cet usage. Dès que l'écoulement sanguin aura cessé, et pour cela il sera parfois nécessaire de tordre ou de lier quelques vaisseaux, qui, non-seulement peuvent saigner pendant longtemps, mais encore donner lieu à une hémorrhagie secondaire qui viendrait rompre les faibles adhérences déjà établies entre les surfaces greffées. Dès que l'écoulement sanguin aura cessé, dis-je, on devra procéder à la réunion des parties, soit au moyen de bandelettes de diachylon, soit par la suture, selon que l'un ou l'autre de ces moyens sera d'une application plus facile et maintiendra mieux les surfaces en contact. Il faudra veiller à ce que les parties profondes soient aussi en rapport immédiat et à ce qu'elles n'éprouvent ni tiraillement, ni compression, ni dérangement, car l'immobilisation est une des premières conditions de succès. Si l'écoulement sanguin se manifestait de nouveau, il faudrait en chercher la source et combattre l'hémorrhagie par des moyens simples, la ligature, la torsion, la compression, etc., et se bien garder d'employer le perchlorure de fer ou les autres coagulants énergiques, qui joueraient

le rôle de corps étrangers et s'opposeraient à la réunion. Si
le sang venait de l'extérieur et surtout de la partie greffée,
on pourrait le laisser couler, s'il était peu abondant, en veillant
toutefois à ce qu'il ne s'infiltrât pas dans la plaie. Après que
tout écoulement aura cessé, et qu'on aura réuni les parties par
la suture, on nettoiera et on séchera parfaitement, avec des
éponges fines ou des linges usés, les bords de la solution de
continuité, et on y étendra une couche de collodion élastique, qui s'opposera à la pénétration de l'air et des germes
dans la plaie, et produira en même temps une action conten-
tive douce et égale. On pourra recouvrir le tout de quelques
couches d'ouate maintenues par un bandage approprié, non
dans le but d'entretenir de la chaleur dans la greffe, mais
pour que celle-ci soit moins comprimée par le bandage. Il
faudra surveiller le malade et découvrir la partie au moins
deux fois dans les vingt-quatre heures, pendant les premiers
jours. Si le lambeau devenait turgescent, livide, congestionné,
comme on l'a observé plusieurs fois pour le nez, il faudrait
prescrire des compresses d'eau froide alcoolisée ou faire appliquer une ou plusieurs sangsues, jusqu'à ce que l'organe
ait recouvré ou à peu près sa couleur normale. Au bout de
quarante-huit heures, ou plus tard, selon les cas et les conditions dans lesquelles se trouvera la plaie, on pourra enlever
quelques points de suture avec beaucoup de précautions, pour
ne pas rompre les adhérences établies, et repasser une couche
de collodion. Si tout va bien, et qu'il n'y ait pas de complications, il conviendra, au bout de quatre ou cinq jours, d'augmenter l'épaisseur de l'ouate, afin d'obtenir alors une température assez élevée autour de la greffe. En effet, si, dans les
premiers temps, le lambeau a besoin de froid pour conserver
plus longtemps sa vitalité, car il n'a pas encore de relations
vasculaires avec l'organisme, plus tard, quand ces mêmes
relations sont établies, il exige un certain degré de chaleur
pour que la circulation puisse se faire plus facilement et con-

courir ainsi à la nutrition de l'organe, un instant réduit à ses propres ressources, et dans lequel la vie était pour ainsi dire en suspens ou à l'état latent.

Nous croyons inutile ou nuisible toute espèce de topiques liquides ou solides, en dehors de ce que nous avons dit précédemment, et par conséquent le pansement sera d'une extrême simplicité. La réunion peut être complète et totale au bout de quelques jours ; d'autres fois il reste une portion plus ou moins étendue, dépourvue d'adhérence, qu'on doit traiter comme une plaie simple, en favorisant par tous les moyens possibles la réunion par seconde intention. Nous avons oublié de dire, et c'était du reste trop élémentaire pour nous y arrêter, que la partie détachée devait être remise exactement à la même place qu'elle occupait avant sa séparation. Bien que ce soit très-douteux, si le cas se présentait d'avoir à appliquer une partie prise sur un autre individu, il faudrait évidemment lui donner une conformation telle, qu'elle s'appliquât exactement sur la plaie de l'individu qui devrait la recevoir, ou approprier les dispositions de cette dernière. Nous ne voyons guère d'applications de cette dernière méthode que dans les cas où, par exemple, un sujet privé du nez, d'une oreille ou d'un autre organe, se déciderait à faire remplacer la partie qui lui manque par une partie analogue, prise sur un autre sujet mort violemment, et chez lequel on pourrait faire l'emprunt presque aussitôt après la mort. Dans les hôpitaux et pendant la guerre, si malheureusement celle-ci ne disparaît pas chez les nations civilisées, on trouverait de fréquentes occasions de pratiquer l'opération que nous avons signalée et qui, dans les cas de réussite, donnerait évidemment des résultats bien plus beaux que les autoplasties les plus parfaites, quand il s'agirait de restaurations de nez, par exemple, tout en exposant le malade à moins de dangers et à moins de douleurs.

Si de semblables opérations ne sont pas pratiquées chez

nous, nous ne voyons pas de raison suffisante pour les exclure de la pratique, surtout dans les cas où on ne peut pas faire autre chose, et peut-être qu'en appelant de nouveau l'attention des chirurgiens sur ce point de pratique, pourrons-nous plus tard enregistrer quelques succès qui ne se sont pas encore reproduits jusqu'à ce jour, malgré le fait dont Dionis rapporte l'histoire (1) et dans lequel un voleur, dans une attaque nocturne, ayant eu le nez coupé, courut se faire panser chez un chirurgien, qui le lui demanda pour le remettre en place. Ne l'ayant pas retrouvé, les camarades du larron sortirent, coupèrent le nez au premier individu qu'ils rencontrèrent et le portèrent tout chaud au chirurgien, qui le recolla et le recousit très-heureusement.

. Quoique nos prétentions soient fort modestes et que nous n'ayons aucune part dans la gloire qui reviendra à ceux qui pratiqueront avec succès l'opération, nous nous trouverons cependant suffisamment récompensé si, par notre travail, nous pouvons faire entrer de nouveau les praticiens dans une voie, selon nous, injustement délaissée.

(1) Percy. Dictionnaire en 60 vol. art. Ente animale.

SECTION II

CHAPITRE PREMIER.

DES GREFFES CUTANÉES EN GÉNÉRAL. HISTORIQUE.

Si la greffe cutanée, c'est-à-dire la transplantation d'une portion plus ou moins étendue du tégument comprenant toute son épaisseur, a été pratiquée dès la plus haute antiquité par les Indiens, comme nous l'avons déjà vu dans la première partie de cet ouvrage, il faut dire cependant que les applications de cette méthode se bornaient à la rhinoplastie. Mais c'était là la donnée fondamentale, car, bien que la forme du lambeau fût modifiée après son application et présentât une surface plus ou moins convexe pour simuler un organe qui faisait défaut, le nez, ce lambeau avait néanmoins pour usage de remplacer une portion de peau qui manquait et dont la destruction ou l'absence causait une difformité hideuse, et l'abolition plus ou moins complète du sens de l'odorat par suite du défaut de protection du siége de ce sens contre les causes extérieures d'irritation. On s'étonne, dès lors, que les anciens n'aient pas songé à donner plus d'extension à une opération qui semblait naturellement s'offrir d'elle-même dans ne foule d'autres circonstances et qu'il ait fallu une longue série de siècles avant que les chirurgiens songeassent à en généraliser les applications ou du moins en en augmenter le nombre. C'est en vain que l'on chercherait, dans les auteurs anciens et du moyen âge, la moindre allusion à une semblable méthode, et il faut arriver au xviie siècle pour trouver l'histoire d'un fait qui, quoique faux vraisemblablement, ne prouve pas moins qu'à cette époque on pensait déjà aux transplantations cutanées pour recouvrir une perte de substance, et, de plus, du même coup l'*hétéroplastie* était inventée puisque le lambeau réparateur était emprunté non-seulement à une autre région, mais même à un autre organisme, à un animal. Voici le fait tel que le raconte un ecclésiastique nommé Kraanwinkel (1) qui vivait du temps de Job-a-Meekren.

Etant en Russie, un seigneur de cette nation reçut d'un Tartare un coup de sabre à la tête, lequel lui enleva une assez grande étendue de cuir chevelu et de la portion osseuse correspondante, qui restèrent perdues sur le champ de bataille. Le chirurgien, pour boucher l'ouverture du crâne, détacha de celui d'un chien, tué à cet effet, une pièce d'os et de peau des mêmes forme et dimension que celle qui manquait et l'arrangea si bien que le blessé fut parfaitement guéri : *chirurgus locum apertum quo repleret, occisi canis ex cranio particulam desumpsit, figura et magnitudine ei quæ ense ex capite nobilis ablata respondentem, eamque loco læso adaptavit, et hac methodo integre sanitati redditus nobilis.* Mais notre gentilhomme, dans l'excès de sa joie, raconta de quelle manière il avait eu sa guérison et bientôt les foudres de l'Eglise furent lancees contre lui. Il lui fallut, pour rentrer dans la communion des fidèles, qu'il se fît retrancher l'immonde dépouille du chien, quoique solidement consolidée, et qu'il se soumît à un traitement plus conforme au caractère du chrétien.

Le fait précédent resta sans doute inconnu pour la plupart des chirurgiens et ce n'est qu'au commencement de ce siècle que Baronio (1), Wiesmann, Dieffenbach, Dzondi, et plusieurs autres autres auteurs se hazardèrent à faire des expériences sur les animaux et obtinrent des résultats divers, tantôt très-favorables comme Baronio, Dieffenbach ; tantôt au contraire presque négatifs comme Wiesmann, Dzondi, Gohier, etc.

(1) Obs. médico-chirurg., 1670, p. 7.
(2) Degli innesti animali. Milano, 1804.

Mais ces expériences ne sortirent guère du domaine de la simple curiosité, et en 1836 Fréd. Blandin (1) disait avec une pleine conviction : « Il y aurait donc folie à considérer la greffe, après séparation complète, comme un moyen admissible d'autoplastie. » Percy, quoique admettant la possibilité de greffer avec succès un organe complètement séparé, tel que le nez, se tient néanmoins dans une sage réserve et ne dit rien des transplantations cutanées.

M. Velpeau (2) rapporte de très-nombreux exemples de restitutions d'organes accidentellement séparés du corps, et est aussi entièrement convaincu de la possibilité d'une semblable opération, ayant lui-même un fait personnel, celui du Dr Gorsse; mais il ne croit pas possibles ni authentiques les faits d'hétéroplastie publiés jusqu'alors et dans lesquels une partie aurait été prise sur un individu pour remplacer, sur un autre, une partie analogue. Il ajoute que cette opération serait difficile à pratiquer, attendu que personne ne voudrait sans doute se prêter à un semblable emprunt et termine en disant que la question des greffes animales, par transplantation d'un individu à un autre, n'offre point encore de données dont la médecine opératoire puisse s'occuper avec fruit.

En 1848, l'Ecole de Montpellier, essentiellement vitaliste, vit cependant un de ses disciples s'écarter un peu de la tradition et soutenir, en pleine Faculté, qu'une partie complètement séparée du corps n'est pas immédiatement privée de vie et conserve encore durant quelques instants, jusqu'à ce qu'elle soit refroidie, la faculté de pouvoir se greffer et continuer de vivre soit sur le même individu qui l'a fournie, soit sur un autre. En effet, de Lantilhac (3), dans sa thèse inaugurale, dit que la réparation des pertes subies par certaines

---

(1) Thèse de concours, 1836.
(2) Médecine opératoire, 2e édition, 1839.
(3) De l'anaplastie. Thèse de Montpellier, 1848, no 73.

parties du corps, ou prothèse vivante, comprend deux modes
opératoires différents : l'autoplastie et l'hétéroplastie ; le premier consistant à prendre sur l'individu lui-même le lambeau
réparateur, *muni ou non d'un pédicule* ; le second l'emprun-
tant à un individu pour le transporter sur un autre. Plus loin
il ajoute que la mort générale précède la mort partielle des
organes qui, quoique privés de l'influence de l'esprit vital
n'en conservent pas moins une vitalité propre qui ne s'éteint
qu'avec le dernier degré de chaleur. D'où il résulterait que si
l'on conservait la partie détachée dans un milieu qui l'empê-
chât de se refroidir on pourrait encore en prolonger longtemps la vitalité. Or, comme nous l'avons déjà vu, et comme
uous en donnerons ultérieurement de nouvelles preuves, le
froid, au lieu d'anéantir la vitalité d'un greffe, conserve au
contraire cette vitalité. Mais ce n'est pas le lieu d'entrer ici
dans do plus amploo détailo à oo oujot, ot, laissant de côté les
idées théoriques et les doctrines métaphysiques, hâtons-nous
de constater que le chirurgien de Montpellier avait sur la
greffe des idées très-avancées et fondait sur cette opération
de grandes espérances : « Nous n'avons pas l'intention, dit-il,
de substituer entièrement la greffe à l'autoplastie et ce seront
les circonstances particulières qui, dans chaque cas, indique-
ront lequel des deux moyens est le plus convenable ; mais il
nous semble que chez bon nombre de malades on aura avantage à essayer la première qui, dans le cas de réussite, donnera un résultat bien plus beau et plus complet, sans empêcher de pouvoir recourir à la seconde si la tentative est restée
infructueuse. On est d'ailleurs toujours à temps de donner
au malade un nez difforme et ratatiné.

« Dans la cheiloplastie, la greffe pourrait rendre de très-
grands services. A la suite de certains cancers de la lèvre qui
nécessitent l'ablation complète de cette dernière, le chirurgien est souvent bien embarrassé pour créer une nouvelle
muqueuso qui s'oppose au rétrécissement graduel de l'orifice

buccal et à la soudure de la nouvelle lèvre avec le maxillaire. Delpech disait à ce propos : Donnez-moi une muqueuse et je restaurerai autant de lèvres qu'il s'en présentera de cancéreuses, et, dans l'impossibilité de se procurer cette membrane, cet auteur cherchait à transformer la peau en muqueuse.

Dans cette opération il nous semble que la greffe serait le complément indispensable de l'autoplastie et rendrait cette dernière vraiment utile et profitable pour le malade.

Jusqu'à présent nous n'avons pas trouvé d'observations relatives à des malades, et quoique de Lantilhac dise que Delpech, dans une circonstance, eut l'idée de restaurer une perte de substance occasionnée par l'ablation d'un cancer au sein d'une femme, à l'aide d'un lambeau de peau qu'il aurait pris sur son mari, qui s'y prêtait volontiers, l'opération ne ut pas pratiquée, nous ignorons pour quel motif.

Dans un travail sur la *cicatrisation des plaies par la greffe*, e professeur Frank H. Hamilton, de New-York (1), a communiqué ce qui suit : A propos des travaux de J. Reverdin et de G. Pollock sur les greffes épidermiques, Hamilton fait observer que, déjà en 1847, il avait proposé à un malade de produire la cicatrisation d'un vaste ulcère de la jambe par la transplantation d'un lambeau cutané pris sur l'autre jambe, et cela non pas dans le but de recouvrir complètement la plaie, mais pour obtenir plus rapidement la cicatrisation en transportant un lambeau cutané de 2 à 3 centimètres carrés pris sur l'autre jambe.

En 1854, Hamilton pratiqua la première opération de ce genre chez un malade dont la plus grande partie de la peau de la jambe avait été enlevée dans une chute. Il ne s'était pas produit en 15 mois la moindre cicatrisation. Le fait fut publié à cette époque dans le *New-York med. Gaz.* et reproduit

(1) New-York med. Gaz., août 1870.

plus tard, en décembre 1854, dans le *Buffalo Med. Journal.* La cicatrisation fut complète en 90 jours et persiste encore actuellement. La priorité de la méthode lui fut alors contestée par le Dr Watson, de New-York. Depuis, Hamilton a pratiqué de nouveau cette opération et a obtenu le même résultat.

En France, les transplantations cutanées n'ont été faites que beaucoup plus tard et M. Sédillot (1), dans son *Traité de médecine opératoire*, dit que l'hétéroplastie, c'est-à-dire la restauration des organes au moyen d'emprunts tégumentaires opérés d'une personne à une autre n'a rien d'extraordinaire, considérée sous un point de vue purement scientifique.

On ne saurait alléguer, ajoute cet auteur, contre une semblable tentative le reproche d'immoralité. Il est manifeste qu'une personne destinée à subir un amputation dans un temps plus ou moins prochain pourrait très-légitimement faire le sacrifice d'une portion des téguments du membre condamné.

Il serait en outre possible d'utiliser les animaux. Nous l'avons entrepris sans succès, mais l'expérience échoua par des circonstances qui ne prouvent nullement l'impossibilité radicale de la réussite. Il s'agissait de réparer une perte de substance à la main. Nous empruntâmes un lambeau abdominal à la peau glabre et blanche d'un jeune chien danois convenablement fixé. On maintint la réunion pendant quatre jours, mais elle fut compromise par une complication à laquelle nous n'avions pas songé.

L'animal imprimait à son abdomen des mouvements de retrait si considérables que le lambeau fut tiraillé et que l'adhésion ne se fit pas. Il faudrait choisir une région susceptible d'immobilité et, en prenant des chiens dont la peau est glabre et fine, on réussirait très-probablement.

Il est vrai que cette expérience n'est pas une greffe telle

(1) Traité de médecine opératoire, t. II, p. 249, 3e édition, 1866.

que nous l'entendons, puisque le pédicule était conservé, mais comme le lambeau provenait d'un animal il n'y avait qu'un pas à faire pour arriver à la greffe hétéroplastique proprement dite. Le même auteur ajoute une grande importance à la présence du plus petit pédicule sur le succès de l'opération; cependant, après avoir cité le fait de Garangeot et quelques autres, M. Sédillot dit que ces sortes de réunions ne sont pas nécessairement impossibles, mais qu'il serait à désirer cependant qu'elles fussent confirmées par un plus grand nombre d'observations. Ses expériences sur les animaux ont toutes donné un résultat négatif, quoique renouvelées à différentes reprises, et, d'après lui, la présence d'un pédicule proportionné à la grandeur du lambeau est la première condition de vitalité de la partie transplantée.

Enfin, le 15 février 1870, M. L. Lefort pratiqua une greffe cutanée sur surface cruentée dans le but de combler une perte de substance à la paupière et prévenir la reproduction d'un ectropion (obs. 1).

A partir de ce moment cette opération fut pratiquée en France par Ollier, Dubreuil, de Wecker, B. Anger, Sichel, etc.; en Angleterre, par Lawson, Wolfe ; en Autriche, par Hofmolk, Netoliski ; puis également dans divers autres pays. Mais alors les procédés se multiplièrent et pour ainsi dire chacun voulut avoir le sien : c'est ainsi que les uns greffèrent les lambeaux cutanés sur surface cruentée, avec ou sans excision préalable du tissu cellulaire de leur face profonde ; les autres sur surface granuleuse ; les uns employant un lambeau unique pour recouvrir la plaie, les autres divisant ce lambeau en fragments plus petits.

Dans le chapitre consacré à la partie clinique de cet ouvrage, nous discuterons la valeur de chacun de ces procédés.

Pour compléter l'exposé des applications chirurgicales de greffe, nous nous arrêterons un instant sur les transplantations de muqueuses qui se lient étroitement à l'histoire des greffes cutanées, vu leur grande analogie avec la peau, et qui dans ces dernières années, ont donné de magnifiques succès dans des cas où aucune autre opération n'était praticable.

Nous avons deux cas à considérer : 1° cas dans lesquels les greffes de membranes muqueuses ont été faites sur une plaie du tégument externe, pour en amener la cicatrisation ; que cette muqueuse fût prise sur l'homme, comme Czerny l'a pratiqué en 1871 (1), ou bien qu'elle fût fournie par un animal, comme Houzé de l'Aulnoit en a rapporté des observations (2); 2° cas dans lesquels les transplantations de muqueuses ont eu pour but de remplacer une membrane analogue détruite par une brûlure ou toute autre cause, et par suite d'empêcher une adhérence cicatricielle vicieuse et de permettre le rétablissement des fonctions d'un organe (symblépharon). Les premières tentatives de ce genre ont ete faites par le Dʳ J.-R. Wolfe (3) en 1872, et son exemple n'a pas tardé à être suivi par de Wecker, Illing, Gillet de Grandmont, Otto Becker (de Heidelberg). Tous ces auteurs ont obtenu des succès inespérés dont on trouvera quelques observations dans le courant de cet ouvrage, observations en petit nombre, sans doute, mais dont le résultat indique suffisamment les ressources que ce moyen peut offrir au chirurgien, pour la cure de certaines affections, jusqu'alors incurables, et aussi fâcheuses pour le malade condamné à les supporter que pour le médecin impuissant à les combattre.

Qu'on nous permette, en terminant, de dire quelques mots d'une dernière tentative de greffe qui a depuis longtemps préoccupé les chirurgiens, et qui malheureusement n'a donné jusqu'à ce jour que des résultats négatifs ou peu encourageants, nous voulons parler des transplantations de cornée.

(1) Wien. med. Press. XII, 17, 1871.
(2) Note à l'Académie de médecine, 24 septembre 1872.
(3) Glasgow med. Journal, 1873.

A la suite des succès qu'il avait obtenus dans ses transplantations de conjonctive, M. Wolfe s'est demandé si, en donnant un peu plus d'extension à ce procédé de greffe animale, il ne serait pas aussi bien possible d'implanter une cornée entière de lapin qu'un morceau de conjonctive sur un œil atteint de leucôme total, et ne serait-il pas permis d'espérer de pouvoir guérir de la sorte une affection jusqu'à cette heure tout à fait irrémédiable ?

On rencontre, en effet, dans les hospices pour les aveugles, et un peu partout, toute une catégorie de malheureux ayant pourtant toutes les membranes de l'œil, à part la cornée, parfaitement saines. La transplantation d'une cornée étrangère deviendra peut-être un jour un moyen précieux pour ces infortunés à qui il serait possible ainsi de rendre une cornée transparente.

Déjà M. Desmares avait fait, il y a plusieurs années, quelques tentatives dans cette direction; mais il a toujours échoué par suite de l'impossibilité de mesurer exactement la dimension des lambeaux à substituer. M. Pawer, médecin à l'hôpital Saint-Barthélemy, a fait aussi des essais de ce genre, et même au dernier congrès ophthalmologique, à Londres, a présenté un enfant sur l'œil duquel il était parvenu à greffer la cornée d'un lapin ; malheureusement cette dernière membrane était devenue opaque. Depuis, le même chirurgien a vu sur un soldat, qu'il avait opéré, la cornée transplantée conserver sa transparence pendant environ six semaines. M. Pawer se borne à enlever sur le lapin une simple rondelle de cornée qui se trouve de la sorte complètement isolée de tous les autres tissus voisins d'où elle tire sa vitalité et sa nutrition. N'aurait-on pas plus de chances de réussite si on faisait un lambeau cornéo-conjonctival ? De cette manière, si la réunion de la conjonctive se faisait, et nous savons que c'est possible, peut-être cette petite bande de muqueuse, outre les avantages qu'elle présenterait pour la fixation et l'immobilisation de la nouvelle cornée, pourrait-elle suffire pour assurer pendant quelques jours la nutrition de la membrane transparente ; et, une fois les adhérences définitives établies, cette dernière pourrait continuer de vivre en conservant ses caractères de transparence et ses fonctions osmotiques.

Nous savons que la cornée, à l'état normal, n'a des vaisseaux sanguins que dans une petite étendue de son limbe, mais malgré cela sa nutrition est très-active et les maladies du voisinage exercent sur elle une grande influence. Les troubles nerveux, qu'on a considérés peut-être à tort comme agissant exclusivement d'une façon indirecte et purement mécanique, soit en ne défendant plus cette membrane contre les corps étrangers, soit en ne l'avertissant plus du besoin d'être humectée par les larmes, ont aussi, selon nous, quelque part dans sa vitalité, et doivent amener une perturbation trophique plus ou moins considérable. Nous ne nous arrêterons pas plus longtemps cependant à ces hypothèses encore controversées aujourd'hui parmi les chirurgiens les plus éminents et qui nous entraîneraient hors des limites que nous nous sommes tracées.

Si l'on craignait la résorption de la greffe en la prenant sur un animal, il y aurait beaucoup de cas où la cornée pourrait être prise sur l'homme, et sur l'homme vivant. En effet, d'abord les cas où cette opération est indiquée ne sont pas extrêmement nombreux ; de plus ils ne sont jamais urgents et le chirurgien pourrait attendre pour la pratiquer qu'il eût à faire, pour une autre maladie, l'énucléation d'un œil dont la cornée serait parfaitement saine, comme cela se voit dans certaines formes de choroïdites qui entraînent sur l'œil sain ce qu'on a appelé l'ophthalmie sympathique, et qui obligent le chirurgien à recourir à l'énucléation pour conserver l'autre œil du malade.

Nous ne croyons pas qu'il fût prudent de transplanter une

cornée prise sur un œil atteint de néoplasme de mauvaise nature, quelque limité que fût ce dernier ; et il faudrait, comme toujours, s'enquérir avec beaucoup de soin s'il n'existe pas chez le prêteur d'affections syphilitiques actuelles ou antérieures.

CHAPITRE II.

EXPÉRIENCES SUR LES ANIMAUX.

Comme nous l'avons déjà dit dans une autre partie de cet ouvrage, les expériences sur les animaux ne sont pas aussi décisives qu'on pourrait le croire, et offrent souvent des difficultés telles que les nombreux insuccès qu'elles donnent pourraient décourager les chirurgiens et les éloigner de certaines opérations qui réussissent assez fréquemment chez l'homme. Le seul avantage que présentent ces expériences, c'est qu'on peut les renouveler à volonté et aussi souvent qu'on le veut ; mais, d'un autre côté, il arrive fréquemment qu'on ne peut pas placer les animaux dans des conditions semblables à celles qui, chez l'homme, présentent des indications pour l'opération, et, par conséquent, que la réussite survienne ou non, on ne peut rien conclure de positif touchant l'éventualité d'une opération analogue pratiquée sur l'homme.

Les propriétés organiques varient souvent d'une classe à une autre ; et, de même que beaucoup de médicaments qui, très-toxiques pour certains animaux, sont inoffensifs pour d'autres, comme la belladone par exemple, de même aussi certaines modifications vitales permettent d'obtenir chez certains animaux ce qu'on attendrait vainement de certains autres. Pour ne citer qu'un exemple, qu'il nous suffise de dire que les chiens suppurent avec une extrême facilité, tandis que les oiseaux, les rats, les cobayes et d'autres rongeurs sont doués, sous ce rapport, d'une remarquable immunité.

C'est ce qui explique les insuccès presque constants chez les premiers, et les résultats relativement heureux chez les seconds. Quoi qu'en ait dit Blandin, nous sommes loin de croire que l'homme soit l'être le moins favorisé de toute la nature, sous le rapport de la plasticité, et nous savons avec quelle facilité parfois de vastes plaies se réunissent par première intention.

Cependant cette propriété, de même que la pyogénie, dont elle est une conséquence, est aussi variable d'un individu à un autre, et c'est ainsi que l'on voit certains sujets avoir des suppurations interminables à la suite des moindres égratignures, tandis que d'autres guérissent de vastes plaies presque sans produire de pus. Il est évident, par conséquent, que, toutes choses égales d'ailleurs, les premiers offriront des conditions bien moins favorables à la greffe que les seconds.

Les premières expériences sur la greffe cutanée paraissent être dues à Baronio qui se trouvant à Rovate, petite ville du comté de Brescia, vit un charlatan vendre un onguent, qu'il appelait onguent de l'armée française, et qui, paraît-il, possédait des propriétés merveilleuses. En effet, le charlatan, pour montrer l'efficacité de son remède, s'enleva avec un couteau un morceau de peau à la partie antérieure de l'avant-bras, et, après l'avoir montré tout sanglant à son auditoire, le rappliqua sur la plaie, pansa celle-ci avec son onguent et donna rendez-vous à ses auditeurs pour la semaine suivante. Huit jours après Baronio constata que le lambeau cutané était parfaitement soudé, malgré l'onguent ajouta-t-il malicieusement. C'est alors que l'idée lui vint de faire ses expériences sur les animaux. En 1804, il publia un ouvrage intitulé *Degli innesti animali*, ouvrage que nous avons le regret de n'avoir pu rencontrer dans aucune bibliothèque et que nous trouvons cité par Percy, Béraud. D'après ce dernier auteur le physiologiste italien aurait pratiqué 27 expériences dont le résultat n'est pas indiqué d'une manière exacte, tandis que d'après P. Bert et G. Martin il en aurait pratiqué seulement 8 avec les résultats suivants (1) :

6 fois mouton sur mouton (6 succès).
1 fois vache sur jument (insuccès).
1 fois jument sur vache (id.).

En poursuivant les recherches bibliographiques nous voyons que l'exemple de Baronio a été suivi par quelques autres auteurs qui ont obtenu les résultats suivants :

Gohier, 5 insuccès sur 5 expériences (2).

1 fois âne sur âne.
1 fois mouton sur mouton.
2 fois cheval sur cheval.
1 fois chien sur chien.

Wiesmann, 1 succès, 6 adhérences et 16 insuccès sur 23 expériences (3).

6 fois chien sur chien (6 insuccès).
6 fois cobayes sur cobayes (6 insuccès).
3 fois mouton sur mouton (2 adhérences, 1 insuccès).
2 fois chien sur chèvre (1 adhérence, 1 insuccès).
1 fois âne sur âne (succès).
2 fois pigeon sur pigeon (1 adhérence, 1 insuccès).
3 fois poulet sur poulet (2 adhérences, 1 insuccès).

Dieffenbach, 3 succès et 2 succès partiels sur 5 expériences (4).

3 fois lapin sur lapin (3 succès).
2 fois homme sur homme (2 succès partiels).

De Lantilhac, 2 succès et 2 insuccès sur 4 expériences (5).

(1) Ueber animalische Plastik. Trad. par Bloch. Halberstadt, 1819.
(2) Mémoires sur la chirurgie vétérinaire. Lyon, t. I, p. 290.
(3) De cohalitu partium a reliquo corpore prorsus disjunctarum, Leipsick, 1824.
(4) Chirurgische Erfahrungen über die Wiederherstellung zerstœrter Theile des menschl. Körpers nach neuen Methoden, Berlin, 1829-30.
(5) Thèse de Montpellier, 1848, n° 73.

2 fois lapin sur lapin (2 succès).
2 fois chien sur chien (2 insuccès).

P. Bert, 3 adhérences sur 3 expériences.

1 fois rat sur rat....
1 fois chat sur rat... } adhérence.
1 fois chat sur lapin .

Sédillot, plusieurs expériences, aucun succès (1).

G. Martin, 36 expériences, se décomposant de la façon suivante : 26 sur des chiens; 8 sur des cochons d'Inde ; 1 sur un canard ; 1 sur un pigeon. Dans toutes ces expériences il y a eu restitution du lambeau, sauf dans 4 cas où l'on a transporté sur des chiens des lambeaux provenant d'un membre amputé sur l'homme, et dans 2 cas où l'on a greffé sur des cobayes de la peau de chien.

Le résultat a été le suivant :

1 succès total et complet (canard).
1 adhérence totale qui existait un mois après, lors de la mort (pigeon).
2 adhérences totales paraissant stables (chien mort 6 jours après l'opération).
2 adhérences totales; stabilité incertaine (chien mort 10 jours après l'opération).
2 adhérences de courte durée sur chien (chute de la greffe au 6e jour).
1 adhérence totale sur cobaye.
27 insuccès complets : 20 sur chiens, 7 sur cobayes.

Dans toutes ces expériences le Dr Martin a employé le pansement ouaté ; de plus l'animal a été soumis à l'influence de la morphine pendant 48 heures et maintenu immobile dans une gouttière pendant le même temps.

2 fois les lambeaux ont été changés de place (2 insuccès).
14 fois les lambeaux ont été remis en place, sans excision du tissu cellulaire sous-cutané (3 adhérences, 11 insuccès).
15 fois les lambeaux ont été débarrassés de leur tissu cellulaire et greffés sur une aponévrose ou sur tissu musculaire (5 adhérences, 10 insuccès).

(1) Sédillot. Traité de médecine opératoire, 3e édit. 1866, art. Autoplastie.

Maintenant, si nous résumons nos expériences person-
nelles, dont on trouvera le détail ci-après, nous voyons que
nous avons été un peu plus heureux que nos devanciers et
cependant nous avons opéré pendant les mois de décembre,
janvier et février, dans un laboratoire dont la température
était souvent voisine de 0°. De plus, nous n'avons employé
que deux ou trois fois le pansement ouaté et toujours nous
avons laissé l'animal en liberté aussitôt après l'opération,
nous contentant de lui appliquer un bandage inamovible.

Nous pensons que le nombre d'adhérences, relativement
considérables, que nous avons obtenues, tient à la nature
des animaux employés, et, peut-être aussi, à la région sur
laquelle nous avons pratiqué nos greffes et qui nous permettait d'exercer une compression suffisante pour contre-ba-
lancer l'action du tissu cellulaire sous-cutané que nous avons
laissé dans presque tous les cas.

Afin qu'on puisse juger comparativement nos résultats
avec ceux obtenus par G. Martin, nous allons donner un tableau résumé de nos expériences. Nous avons pratiqué 27
greffes cutanées réparties en 16 expériences :

1 fois sur chien,	2 greffes	aucun succès.
2 fois sur lapin,	4 greffes	3 succès.
13 fois sur cochon d'Inde,	21 greffes	17 succès.
16	27	20

En outre les lambeaux ont été changés de place, soit sur
le même animal, soit sur un autre,

18 fois (12 adhérences, 6 insuccès).

Les greffes ont été remises en place

9 fois (8 adhérences, 1 insuccès).

Le tissu cellulaire des lambeaux appliqués sur un tissu
semblable, a été laissé

9 fois (8 adhérences, 1 insuccès).

Ce même tissu cellulaire a été enlevé, et la greffe faite
sur tissu musculaire

4 fois (1 adhérence, 3 insuccès).

Si nous jetons un coup d'œil sur ce tableau, nous voyons que la présence d'une petite couche du tissu cellulaire lâche interposée à la greffe et à la plaie n'est pas aussi nuisible qu'on a bien voulu le croire jusqu'ici, car chacun sait que ce tissu, quoique peu vasculaire, est loin d'être inerte et que c'est dans l'intimité de ses mailles que se passent les phénomènes considérables de la nutrition et de l'inflammation qui n'est elle-même qu'une hypernutrition. Si comme nos recherches histologiques semblent le démontrer, la soudure des greffes s'opère par l'interposition d'un tissu embryonnaire dont les cellules, d'abord rondes, poussent bientôt des prolongements, qui s'enchevêtrent les uns avec les autres, forment du tissu cellulaire jeune qui maintient de plus en plus la cohésion des parties, il faut bien admettre que ces nouvelles cellules se produisent surtout à la surface de la plaie et que la greffe n'y prend qu'une bien faible part.

Or, si nous retranchons le terrain producteur de cellules embryonnaires, ou plutôt si nous en diminuons l'étendue, car nous savons que le tissu lamineux sert pour ainsi dire de charpente à tous les autres tissus, et que dans l'inflammation c'est presque toujours lui qui subit les premières modifications, nous nous mettrons dans des conditions moins favorables pour l'adhérence. S'il y a abouchement des vaisseaux de la greffe avec ceux de la plaie il faut aussi des cellules pour opérer cette union ; d'où proviendront ces cellules ? quel en sera le mécanisme ? Une profonde obscurité règne encore sur cette question. S'il y a formation de vaisseaux nouveaux, ceux-ci doivent se former avec une extrême rapidité car au bout de 48 heures la greffe est susceptible de donner du sang. Il nous semble probable que les orifices béants des capillaires du lambeau reçoivent directement les sucs nutritifs épanchés à la surface de la plaie, comme par une véritable imbibition, et que cela suffit pour entretenir la vitalité et la nutrition de la greffe et la formation du tissu destiné à la fixer d'une manière définitive. Que les cellules embryonnaires proviennent de la prolifération des cellules plasmatiques du tissu conjonctif ou bien qu'elles se forment spontanément au sein du plasma sanguin épanché, c'est ce qui est encore en litige parmi les auteurs, et nous ne nous hasarderons pas à résoudre le problème. Dans le court paragraphe consacré à l'histologie des greffes cutanées nous donnerons quelques considérations à ce sujet.

Pour terminer ce qui a trait au tissu lamineux des greffes, hâtons-nous de dire que dans toutes nos expériences, ce tissu était presque complètement privé de cellules adipeuses. Nous pensons en effet que ce n'est qu'à cette condition qu'on pourra espérer quelques succès, car l'état adipeux, sans être un état pathologique, est néanmoins un état presque stationnaire et comme transitoire de vitalité, attendu que dans certains cas c'est par cet état que passent divers éléments anatomiques avant de disparaître complètement de l'économie. En conséquence il sera utile, et même nécessaire, d'exciser le tissu cellulaire des greffes quand il contiendra une quantité notable de graisse.

EXPÉRIENCES PERSONNELLES

Exp. I. — 6 décembre 1875. Après avoir rasé la partie médiane du dos et la région postérieure de la jambe gauche d'un cobaye, j'ai détaché de chaque endroit un lambeau de peau de 1 cent. carré en le soulevant avec des pinces et l'excisant avec un rasoir. Après l'écoulement du sang terminé j'ai mis sur la plaie du dos le lambeau de la jambe et *vice versâ*. Mais les lambeaux s'étant rétractés de près de moitié après la section, j'ai été obligé de diminuer l'étendue des plaies par quelques points de suture. En outre, le lambeau provenant du dos a été débarrassé de la couche de tissu cellulaire sous-cutané qui y était adhérente et maintenu en place par quelques points de suture. Le lambeau provenant de la jambe a été appliqué sur le dos tel quel et maintenu par un morceau de baudruche recouvert d'une couche de collodion.

Le 9. La greffe de la cuisse est un peu soulevée par une certaine quantité de pus séro-sanguinolent, paraît comme macérée, grisâtre, et sans aucune adhérence. La greffe du dos est adhérente par sa face profonde, mais les bords sont décollés. Le lambeau a quelque apparence de vie. Je le recouvre d'une couche de collodion élastique.

Le 10. La greffe est tombée pendant la nuit, la plaie suppure. J'enlève d'un coup de ciseaux un petit fragment dermo-épidermique sur la peau saine et l'applique sur la plaie en le maintenant par des rondelles de papier recouvertes de baudruche et de collodion.

Le 13. Le pansement est resté intact mais la greffe est sans aucune adhérence. Je refais une autre greffe dermo-épidermique sur la plaie du dos.

Le 15. Aucune adhérence des greffes.

Exp. II. — Le 15 décembre. Sur un cobaye j'enlève d'un coup de ciseaux un pli de peau comprenant toute l'épaisseur de celle-ci, à la face postérieure et inférieure du pied gauche près de la racine des doigts. Le lambeau est rappliqué à la même place d'où il a été excisé et maintenu solidement au moyen de petites bandes étroites de linge fin recouvertes de silicate de potasse.

Le 20. La greffe a glissé à la partie inférieure de la plaie et la moitié repose sur la peau du voisinage. L'autre moitié en contact avec la plaie est assez adhérente pour qu'une légère traction ne puisse la détacher. Tout le lambeau est bien vivant, mais pendant que je cherche à l'assujettir, l'animal fait de violents efforts pour s'échapper et parvient à détacher la greffe. Je l'applique de nouveau et la maintiens comme la première fois.

Sur la partie moyenne du tarse droit du même animal, je pratique la même opération exécutée sur le pied gauche. Le lambeau, long de 1 cent. 1|2 et large de 5 millimètres, est rappliqué 8 ou 10 minutes après la section quand l'écoulement sanguin a cessé, et maintenu par un bandage silicaté.

Le 24. Le petit lambeau de la patte gauche est de nouveau adhérent par sa base.

La greffe du tarse droit a glissé un peu vers la partie inférieure de la plaie, mais il est parfaitement adhérent par sa face profonde. Même pansement.

Le 27. La couche épidermique des greffes s'enlève tout d'une pièce ; il reste au-dessous une matière grisâtre, molle, saignant au moindre contact, et qui, examinée au microscope, présente une multitude de globules blancs et de cellules embryonnaires ainsi que des noyaux.

Le 29. Les greffes sont très-peu adhérentes et s'enlèvent facilement par une faible traction. La cicatrisation est commencée au-dessous.

Le 31. Les plaies sont presque cicatrisées.

Le 5 janvier 1876. La cicatrisation est complète.

Exp. III. — Le 9 décembre 1875. Même opération que dans l'observation I, mais je ne mets pas de sutures. Même pansement.

Le 10. La greffe du dos est bien adhérente mais celle de la jambe est tombée. Alors j'excise les bords et le fond de la plaie de la jambe, de manière à pénétrer jusque dans les muscles. La plaie donne beaucoup de sang. Au bout d'une heure l'écoulement a cessé ; alors, j'enlève sur l'autre jambe de l'animal un lambeau cutané de 2 cent, carrés environ, j'en enlève le tissu cellulaire de sa face profonde et je l'applique sur la plaie musculaire. Je réunis par une suture très-lâche les bords de la plaie de manière à les empêcher de s'écarter et afin que la greffe soit bien fixée par les anses de fil qui s'appliquent sur sa surface. Par-dessus un morceau de baudruche maintenu par du collodion.

Le 13. Le pansement ne s'est nullement dérangé, mais il n'existe pas la moindre adhérence à la jambe. La greffe est appliquée de nouveau après avoir nettoyé la plaie.

La greffe du dos est toujours adhérente.

Le 15. La greffe du dos est tombée.

Celle de la jambe est adhérente par sa face profonde.

Le 18. La greffe de la jambe est tombée.

Exp. IV. Le 20. Même opération que dans l'observation II, sur le pied et le tarse d'un cobaye ; même pansement.

Le 24. Le lambeau du pied gauche s'est doublé sur lui-même dans son tiers supérieur, néanmoins, les deux autres tiers en contact avec la plaie sont adhérents et il s'écoule un peu de sang lorsque j'arrache la greffe qui paraît bien vivante dans sa partie adhérente, tandis que le reste est desséché.

Je fais sur la plaie deux greffes dermo-épidermiques.

Sur le tarse droit le lambeau a glissé un peu, mais il est très-adhérent par sa face profonde. L'épiderme est détaché de la surface. Bandage silicaté.

Le 27. Le pied gauche est entièrement cicatrisé et comme le bandage est tombé, je ne sais si je dois attribuer la guérison rapide de la plaie à son exposition à l'air ou bien à la réussite des greffes dermo-épidermiques. Cependant, sur le cobaye de l'observation II, où la même opération a été exécutée le 15, c'est-à-dire cinq jours avant, la plaie dépourvue de greffe est loin d'être guérie et suppure abondamment malgré le bandage qui n'a pas cessé d'être appliqué.

La greffe du tarse droit est parfaitement adhérente et vivante. Quelques légères tractions exécutées sur le lambeau pour s'assurer de son adhérence, produisent un petit écoulement de sang.

L'animal est sacrifié et le tarse droit est mis dans la liqueur de Muller, après en avoir retiré les os, pour en pratiquer plus tard l'examen histologique.

Exp. V. — Le 5 janvier. Sur un jeune cobaye j'enlève d'un coup de ciseaux un lambeau cutané comprenant toute l'épaisseur de la peau et du tissu cellulaire sous-cutané à la partie postérieure des deux tarses.

Je change les lambeaux de place et les maintiens par une douzaine de points de suture. Bandage silicaté.

Les lambeaux sont restés environ vingt minutes exposés à l'air à une température de 0°.

Le 8. Les greffes sont parfaitement maintenues par les sutures. Elles sont un peu pâles.

Le 10. Les deux greffes ont perdu leur pâleur et sont devenues d'un rose tendre ne différant en rien de la couleur habituelle de la peau de cette région. J'enlève avec un rasoir un petit fragment d'épiderme de manière à dépasser la couche cornée et je vois à la loupe sourdre le sang sous forme de petites gouttelettes. L'épiderme est aussi adhérent au derme qu'à l'état normal.

L'animal est sacrifié et les tarses désossés sont mis dans la liqueur de Muller pour en faire plus tard l'étude microscopique.

Exp. VI. — Le 11 janvier. Sur un chien adulte j'ai enlevé à la partie antéro-interne des deux avant-bras, un lambeau cutané comprenant toute l'épaisseur de la peau, de 3 cent. de long sur autant de large. J'ai changé les lambeaux de place et après les avoir fixés par une suture à surget, j'ai recouvert le membre d'un simple bandage.

Les lambeaux sont restés exposés à l'air et à une température voisine de 0° pendant une demi-heure l'un et trois quarts d'heure l'autre.

Le 13. Sur l'avant-bras gauche, la greffe est parfaitement maintenue par la suture, mais elle paraît comme macérée. L'épiderme s'enlève facilement et le derme présente une coloration grisâtre. En outre le lambeau est soulevé par du pus et n'a aucune adhérence.

A droite, même état.

Je fais sortir le pus et remets les bandages en exerçant une légère compression.

Le 14. Les greffes sont de nouveau soulevées par le pus.

Exp. VII. — Le 12 janvier. Sur un cobaye déjà vieu, j'ai enlevé avec les ciseaux un lambeau cutané à la face postérieure des deux tarses comme dans l'observation V. Sur les plaies qui en sont résultées j'ai appliqué par une suture à surget à points rapprochés, des lambeaux semblables enlevés dans la même région sur le cobaye de l'observation suivante. Les greffes sont restées environ dix minutes exposées sur la table, à une température de 0°. Bandage silicaté.

Le 13. Le cobaye est mort pendant la nuit.

Les greffes et les parties sous-jacentes sont mises dans la liqueur de Muller, afin d'en pratiquer l'examen histologique pour avoir un terme de comparaison avec les greffes adhérentes.

Exp. VIII. — Le 12 janvier. Même opération que dans le cas précédent; les greffes provenant du cobaye de l'observation VII.

Le 18. Les greffes sont très-adhérentes. L'épiderme s'enlève du côté droit où existe un peu de gonflement, causé par la compression inégale du bandage, et le derme sous-jacent ressemble à la surface dénudée d'un vésicatoire. A droite l'épiderme est adhérent. — Même pansement.

Le 22. Le tarse droit est le siége d'un phlegmon qui a décollé la moitié de la greffe et causé la mortification des tissus du voisinage. J'enlève les points de suture.

Sur le tarse gauche, la greffe est un peu desséchée à sa surface, et en outre il s'est fait un sillon allant jusqu'à la partie profonde de la peau et situé tout autour du bord de la plaie et suivant la ligne des points de suture dont le trop long séjour aura sans doute été la cause de l'accident.

Le 24. Les deux greffes sont mortifiées ainsi que la peau environnante et toute la région est enflammée et douloureuse.

Le 31. Les deux plaies sont en voie de cicatrisation.

Le 10 février. La cicatrisation est complète.

Exp. IX.— Le 14 janvier. J'ai enlevé à la partie postérieure des deux jambes postérieures d'un lapin un lambeau de peau de 4 cent. carrés et j'ai fixé les lambeaux chacun du côté opposé à celui d'où il avait été enlevé par de nombreux points de suture. Il n'y a pas eu d'écoulement sanguin, mais les lambeaux ont été assez difficiles à fixer à cause de leur minceur et de leur tendance excessive à se recoquiller. — Pansement ouaté.

Le 17. Le bandage s'étant défait, les deux greffes sont exposées à l'air et leur surface est sèche et dure surtout du côté droit. Cependant leur face profonde est très-adhérente. Je laisse les greffes exposées à l'air.

Le 24. La greffe de la jambe droite n'offre aucune adhérence, la plaie sous-jacente est fongueuse, blanche, recouverte d'une matière pultacée.

La greffe de la jambe gauche est toujours sèche à sa surface mais très-adhérente dans toute son étendue.

Le 28. La greffe de la jambe gauche se dépouille de sa couche épidermique, et au-dessous la cicatrisation est complète. La peau est lisse, et unie comme ailleurs et est recouverte d'une multitude de poils naissants qui attestent que la portion épidermique seule s'était exfoliée. On ne distingue pas de cicatrice apparente. Du côté droit la plaie suppure encore.

Le 20 mars. Les poils ont continué de croître sur la greffe de la jambe gauche et font complètement défaut du côté droit où la greffe n'a pas réussi.

Exp. X. — Le 4 février. Sur le même lapin, après avoir rasé soigneusement la région, j'ai enlevé d'un coup de ciseaux un lambeau cutané à la partie antéro-externe de chaque jambe. Du côté droit j'ai excisé le tissu cellulaire de la face profonde du lambeau. En outre, j'ai enlevé l'aponévrose du fond de la plaie ainsi qu'une mince couche de tissu musculaire. Après cela j'ai remis en place chacun des lambeaux et les ai fixés au moyen d'une suture à surget. — Pansement ouaté.

Le 5. La greffe du côté droit est soulevée par de la sérosité sanguinolente et sans traces d'adhérence.

La greffe du côté gauche, au contraire, est très-adhérente dans toute son étendue, mais l'épiderme est un peu dur et desséché. Toile gommée sur la greffe et pansement ouaté.

Le 7. La greffe du côté gauche est toujours très-adhérente; j'enlève les points de suture.

Le 9. Même état; même pansement.

Le 11. L'adhérence se maintient. J'enlève avec un rasoir un petit fragment d'épiderme et aussitôt je vois sourdre de petites gouttelettes de sang. — Même pansement.

A la jambe droite la plaie a donné lieu à une suppuration bleue; la plaie est gonflée, douloureuse et recouverte d'une couche épaisse d'une matière pultacée jaunâtre.

Le 14. La couche cornée de la greffe du côté gauche tombe et au-dessous la cicatrisation est complète.

Le 20. Les poils repoussent sur la greffe.

Exp. XI. — 21 janvier. Sur le dos d'un jeune cobaye de 4 mois j'enlève un lambeau cutané de 2 centim. de long sur 1 1/2 de large, et, après l'avoir débarrassé du tissu cellulaire de sa face profonde je le fixe par une suture sur une plaie que je pratique à la partie postérieure du tarse gauche du même animal. Le lambeau qui provient de cette dernière région est fixé de la même manière que le premier sur le dos du cobaye et recouvert de baudruche et de collodion. Au tarse, bandage silicaté.

Les deux lambeaux sont restés exposés à l'air, à une température de 8°, environ demi-heure.

Le 24. La greffe du dos a été arrachée malgré la suture; celle du tarse est en bon état. J'enlève les points de suture et recouvre la greffe de baudruche et d'un bandage silicaté.

Le 26. Même état. — Même pansement.

Le 28. La greffe est très-adhérente par sa base et je ne parviens pas à l'enlever malgré un effort de traction assez considérable exercé avec des pinces.

Le 31. J'enlève de force la greffe pour juger de la solidité de l'adhérence et je produis une écoulement sanguin assez abondant.

10 février. Le tarse est cicatrisé; mais au lieu d'une cicatrice unie, lisse et souple comme on peut l'observer sur les cobayes dont les greffes ont réussi, on voit ici une cicatrice violette, inégale, profonde.

Exp. XII. — 21 janvier. Sur un jeune cobaye de 4 mois j'ai pratiqué la même opération que dans l'observation 5. La température extérieure étant de 8° et l'exposition des lambeaux à l'air ayant duré une demi-heure pour l'un et trois quarts d'heure pour l'autre.

Le 24. Les deux greffes sont en bon état et bien adhérentes. J'enlève les sutures. Baudruche et bandage silicaté.

Le 26. Les deux greffes sont un peu pâles à leur surface mais toujours adhérentes. — Même pansement.

Le 28. Même état. L'épiderme est toujours adhérent au derme comme sur la peau à l'état normal. L'excision, au moyen d'un rasoir, d'un petit lambeau d'épiderme, produit un petit suintement de sang sur la perte de substance.

Le 31. La couche cornée de l'épiderme s'enlève tout d'une pièce. Au-dessous la cicatrisation marche bien. — Même pansement.

10 février. La cicatrisation est complète.

Exp. XIII. — 10 février. Sur un jeune cobaye de 4 mois j'enlève d'un coup de ciseaux un lambeau de peau à la partie postérieure du tarse. Je remets le lambeau à la même place et le fixe par des points de suture. — Pansement avec baudruche et bandage silicaté.

Le 12. La greffe est adhérente. J'enlève les points de suture. — Même pansement.

Le 16. Même état.

Le 19. La couche cornée de l'épiderme tombe et au-dessous la cicatrisation est complète.

Exp. XIV. — 10 février. Sur le dos préalablement rasé d'un vieux cobaye, j'enlève avec les ciseaux un lambeau de peau de 2 centimètres carrés de chaque côté de la colonne vertébrale. Les plaies qui en résultent ont les bords taillés obliquement ; le fond est formé par l'aponévrose et le tissu cellulaire sous-cutané de cette région. Le lambeau du côté droit est mis dans la plaie du côté gauche et *vice versa* ; suture à points séparés. Les greffes sont restées exposées à l'air à une température d'environ 6°, celui de droite une demi-heure, celui de gauche une heure. — Baudruche et toile gommée sur les greffes ; bandage roulé autour du corps.

Le 11. Pendant la nuit le bandage a été arraché par l'animal et les greffes sont restées exposées à l'air ; néanmoins elles sont parfaitement adhérentes dans toute leur étendue. — Pansement ouaté.

Le 12. L'animal a encore arraché son bandage, mais les greffes sont restées recouvertes d'une certaine couche d'ouate adhérente à leur surface. J'enlève les points de suture et je constate qu'il n'existe pas la moindre adhérence. L'extrême mobilité de la peau dans cette région est un obstacle insurmontable pour maintenir les lambeaux dans une situation fixe, je rapplique la greffe du côté gauche.

Le 14. La greffe est bien adhérente par sa face profonde. — Pansement avec la baudruche gommée.

Le 16. Même état. — Même pansement.

Le 18. La couche cornée de l'épiderme s'enlève facilement et il reste au-dessous une plaie dont le fond est de niveau avec la peau environnante et doit être formé par le derme de la greffe, car du côté opposé, la plaie a un 1/2 centimètre de profondeur et repose sur le tissu cellulaire sous-cutané. En outre, les bords de la plaie sont gonflés, indurés et de mauvais aspect; la suppuration est abondante. Du côté gauche au contraire, les bords de la plaie sont souples, unis, sans gonflement ni inflammation ; la suppuration est nulle.

Le 22. Je greffe sur la plaie du côté droit un lambeau de peau pris sur un autre cabaye. — Pansement avec baudruche gommée.

Le 24. La greffe du côté droit est tombée et la plaie sous-jacente est toujours profonde et en snppuration, tandis que du côté gauche la cicatrisation est complète.

Exp. XV. — 12 février. J'enlève avec les ciseaux la peau qui forme une saillie à la racine des doigts du pied droit d'un vieux cobaye et je la rapplique à la même place en la fixant par quelques points de suture. — Baudruche et pansement avec bandelettes de linge fin recouvertes de silicate de potasse.

Le 14. Le lambeau est bien adhérent. J'enlève les sutures. — Même pansement.

Le 16. Même état. — Même pansement.

Le 19. Même état. — Même pansement.

Le 22. J'enlève avec les ciseaux un fragment du bord de la greffe et je vois que toute la partie centrale de celle-ci est intimement soudée aux parties sous-jacentes, au point de ne pouvoir les séparer par une forte traction. L'épiderme est toujours adhérent.

Le 24. La couche cornée de la greffe tombe et au-dessous la cicatrisation est complète.

Exp. XVI. — 14 février. J'enlève avec les ciseaux sur la partie médiane du dos d'un cochon d'Inde un lambeau de 2 centim. carrés et je le rapplique à la même place en le maintenant par un morceau de baudruche gommée.

Le 16. L'adhérence est très-solide.

Le 19. Même état. Pas de suppuration.

Le 24. La greffe a été arrachée et il reste au-dessous une plaie en suppuration.

§ II. — Conclusions déduites des expériences sur les animaux.

Au commencement de nos expériences, nous pensions que les résultats que nous allions obtenir nous édifieraient complètement sur le sort des greffes, et nous fourniraient de sérieuses indications pour les pratiquer sur l'homme avec succès. Mais, comme nous l'avons déjà dit, nous n'avons pas tardé à avoir de nombreuses déceptions et à nous convaincre que l'expérimentation sur les animaux jetait un bien faible jour sur la question et offrait elle-même des difficultés d'exécution considérables.

Dans plusieurs cas de réussite, en apparence complète, et alors que nous nous proposions de suivre jusqu'au bout l'évolution du lambeau transplanté, des accidents imprévus et indépendants de la greffe sont venus briser nos espérances et entraver nos investigations. La région sur laquelle nous avons opéré souvent, le tarse, se prête très-bien à l'application d'un bandage compressif et inamovible, mais en revanche, cette partie contient de nombreuses gaînes tendineuses et, une fois la peau enlevée, les articulations sont presque à nu et dans les meilleures conditions pour s'enflammer, surtout si l'animal exécute des mouvements, ce que nous ne pouvions guère empêcher, vu le matériel expérimental tout à fait restreint que nous avions à notre disposition. Aussi dans presque tous es cas, et souvent au bout de huit, dix jours, et plus, nous avons eu des arthrites ou des phlegmons qui ont entraîné la mortification des greffes.

Lorsque nous opérions sur la région dorsale, la mobilité de la peau qui change de place à chaque mouvement de l'animal, nous empêchait de fixer nos lambeaux d'une manière stable, et leur face profonde, glissant sans cesse sur l'aponévrose dorsale, ne pouvait contracter aucune adhérence. Dans l'expérience XIV cependant, nous avons eu un très-beau résultat, et une greffe qui, pendant deux jours, était restée sans adhérence, a pu être fixée le troisième jour et s'est soudée parfaitement parce qu'alors les bords de la plaie étaient eux-mêmes très-adhérents par leur face profonde et maintenaient dans une immobilité absolue le lambeau transplanté.

Comme le Dr Martin, nous avons donc été forcé dans la plupart des cas, de constater seulement l'adhérence plus ou moins durable des lambeaux et cinq ou six fois seulement il nous a été permis d'attendre aussi longtemps que nous l'avons voulu, et de suivre l'évolution ultérieure des greffes. Dans ces cas, nous pensons avoir obtenu un succès complet et définitif.

Pour terminer, nous dirons que les expériences sur les animaux ne peuvent guère fournir d'indications précises et utiles pour pratiquer la greffe sur l'homme, et, puisqu'il est maintenant constaté que cette opération réussit chez les premiers et chez le second, il nous semble que c'est aux chirurgiens qu'il importe de poursuivre ces essais et de publier leurs observations, heureuses ou non, afin que par un ensemble plus considérable de faits, dégagés de toutes les complications qu'entraîne la pratique sur les animaux, on puisse plus tard poser des règles générales et juger la question d'une manière définitive.

CHAPITRE III.

§ I. — OBSERVATIONS SUR L'HOMME.

Nous pourrions diviser ce chapitre en un grand nombre de paragraphes, car la greffe a été pratiquée de tant de façons que chacune d'elles exigerait pour ainsi dire une monographie spéciale ; mais cela nous entraînerait trop loin, et nous nous bornerons à faire deux grandes divisions :

1° *Cas dans lesquels le lambeau cutané est pris sur*

l'homme, que ce soit sur le même individu ou sur un autre ;

2° *Cas dans lesquels la greffe est prise sur un animal.*

Nous ne proposons pas de dénomination spéciale pour ces opérations, et quoique jusqu'ici il existe assez de confusion dans les noms qui leur ont été donnés, et dont l'étymologie indique bien vaguement l'usage, nous nous contenterons, pour ne pas créer de mots nouveaux, d'appeler les premières *greffes autoplastiques* et les secondes *hétéroplastiques* ou *zooplastiques*. Ce dernier qualificatif nous semble assez juste, et puisque l'opération est faite sur l'homme, il ne pourra pas y avoir de confusion, tandis que le premier (de ἕτερος, autre, et πλάσσειν, former) indique tout simplement que le lambeau change de destination, ou, à la rigueur, provient d'un autre individu, mais ne dit rien touchant la nature de ce dernier.

I. — GREFFES AUTOPLASTIQUES.

Par cette opération, on s'est proposé de combler une perte de substance des téguments ; que cette perte de substance fût la conséquence d'une blessure, d'une brûlure, d'un ulcère ou de toute autre cause ; ou bien qu'elle eût été produite par le chirurgien dans un but curatif pour allonger certains organes, rétrécis par une cicatrice antérieure ou affectés d'adhérences vicieuses, comme, par exemple, dans certains ectropions, dans la syndactylie, dans l'atrésie buccale, etc.

Dans la majorité des cas, le lambeau a été pris sur le sujet lui-même, dans une région peu apparente, et où la laxité de la peau suppléait sans aucun inconvénient à la portion détachée ; mais, dans d'autres cas, l'emprunt a été fait à un autre individu qui, par amour ou pour de l'argent, se prêtait à cette donation ; souvent la greffe a été enlevée sur un membre amputé, sur une tumeur, et même sur un cadavre. Dans tous ces cas l'adhérence s'est produite à peu près avec la même facilité; on en trouvera des exemples dans des observations relatées un peu plus loin.

Tantôt la greffe a été faite sur surface bourgeonnante, tantôt sur plaie cruentée, et, dans un cas comme dans l'autre, la chance de succès ne paraît pas avoir été modifiée d'une façon notable. Ce sera donc à l'avenir de se prononcer là-dessus, et à la statistique de démontrer lequel des deux procédés donne les meilleurs résultats.

Le Dr Martin a fait sur l'homme 4 expériences de greffe cutanée sur des ulcères en voie de cicatrisation et transplanté 71 lambeaux, dont la dimension variait de 5 millimètres à 3 ou 4 centimètres. Le résultat a été le suivant.

1° 44 greffes séparées depuis 7 heures, 26 adhérences.
2° 15   »   »   36   »   10   »
3° 7   »   »   48   »   5   »
4° 5 greffes appliquées immédiatement 5   »

M. Ollier et plusieurs autres auteurs ont fait aussi des essais analogues; nous citerons un peu plus loin les faits qui ont été publiés et qui sont parvenus à notre connaissance.

II.— GREFFES ZOOPLASTIQUES.

Dans l'impossibilité de se procurer des lambeaux cutanés humains, ou pour plus de commodité, les chirurgiens se sont adressés aux animaux (obs. 8, 9, 13), et tantôt ils ont pris le tégument externe, tantôt une muqueuse comme Czerny (de Vienne); Coze (de Strasbourg); Houzé de l'Aulnoit, etc. Nous ne parlons ici que des cas où l'on s'est proposé d'amener la cicatrisation des plaies de la peau, et non de ceux dans lesquels on avait en vue de constituer une muqueuse détruite, et qui forment une catégorie spéciale, à laquelle sont attachés les noms de J. Wolfe, Otto Becker, de Wecker, Illing, Gillet de Grandmont, etc.

Quant à l'adhérence de semblables greffes, le Dr Martin nous fournit encore ici 11 observations dont voici le résumé :

1re Obs.	3	greffes de	peau de chien	séparées depuis	60 h.	3	adhérences.
2e »	5	»	»	appliquées immédiat.		2	»
3e »	8	»	»	séparées depuis	26	8	»
4e »	10	»	peau de poule	»	72	4	»
5e »	2	»	peau de lapin	»	72	1	»
6e »	2	»	»	»	96	0	
7e »	6	»	»	»	48	4	»
8e »	4	»	»	»	7	4	
9e »	4	»	»	»	24	4	»
10e »	5	»	»	»	32	4	»
11e »	3	»	»	»	6	3	»

52 greffes.   37 adhérences.

Dans ces diverses expériences les lambeaux sont restés exposés à l'air libre, ou confinés dans des tubes, et appliqués sur des surfaces granuleuses. Il n'est pas indiqué dans combien de cas le tissu cellulaire sous-cutané a été enlevé.

L'auteur que nous venons de citer ne s'est occupé que de l'adhérence des lambeaux, et n'a nullement parlé de leur sort définitif qui fait le sujet principal de notre travail. Aussi, bien que ses observations offrent plusieurs points intéressants, nous ne pouvons pas cependant en tirer des conclusions pratiques décisives, car pour nous l'adhérence n'est pas un signe infaillible de vie dans une greffe, mais seulement le premier stade de ce travail qui permettra à la partie transplantée de se fixer d'une manière définitive à sa nouvelle place. On comprend que l'adhérence puisse être tout simplement *physique*, si je puis m'exprimer ainsi, et résulter de l'interposition d'une substance, fibrine ou autre, qui par ses propriétés spéciales maintient en contact d'une façon toute mécanique les surfaces contiguës. C'est en effet ce qui a lieu au moins dans les premières vingt-quatre heures, et, par conséquent, on ne peut être fixé après un temps si court sur la probabilité des adhérences *organiques* qui s'établiront ou non dans la suite, et sur lesquelles nous insisterons quand nous nous occuperons de la question histologique des greffes.

Dans nos expériences sur les animaux, nous avons obtenu presque constamment l'adhérence primitive des lambeaux, toutes les fois qu'il ne s'est pas produit à la surface de la plaie une trop grande abondance de sérosité ou de sang, et qu'une compression suffisante a maintenu assez exactement le rapport des parties ; et cependant les greffes ont eu quelquefois dans la suite un sort que l'état satisfaisant des premiers jours était loin de nous faire prévoir.

§ II. — DU SORT DÉFINITIF DES GREFFES AUTOPLASTIQUES ET ZOOPLASTIQUES.

En général, dès qu'on obtient un succès on se hâte de le publier ; et, lors même que, dans la suite, le résultat obtenu vient infirmer la première relation, il est rare qu'on vienne rectifier ce qu'on a déjà avancé. C'est pour cela que la statistique est souvent infidèle et que les observations, qu'on pourrait appeler à longue échéance, ne sont probantes qu'autant qu'elles sont contrôlées après un temps variable sans doute, mais cependant suffisant pour prouver que le résultat primitif de l'opération ne s'est pas démenti, et qu'aucune récidive n'est plus à craindre. Dans les greffes, comme nous allons le voir, il ne suffit pas de dire que l'adhérence a eu lieu, que la perte de substance a été comblée, que la cicatrisation est achevée, il faut encore savoir le sort définitif du lambeau transplanté.

Dans plusieurs des observations que nous avons rapportées, cette dernière condition est remplie, et par conséquent on peut être édifié sur le résultat, et en tirer des conclusions pratiques de la plus haute importance. L'observation IV, en effet, nous montre que les greffes cutanées humaines ne se résorbent pas, tandis que le contraire arrive fatalement pour les greffes zooplastiques, comme le démontre l'observation IX et les lignes suivantes, que nous empruntons à une note que M. le Dr Follet (de Lille) a lue à la Société de médecine du Nord le 12 juillet 1872 (1).

» J'ai pratiqué, dit l'auteur, des greffes de peau prises sur un lapin dans la région de l'abdomen et des greffes de muqueuse de la joue du même animal.

Les lambeaux avaient été débarrassés du tissu cellulo-graisseux de leur face profonde et appliqués sur la surface bourgeonnante d'une plaie de l'avant-bras.

Au cinquième jour l'adhérence des greffes était parfaite dans sa portion dermique; l'épiderme s'était soulevé et exfolié, et les lambeaux se présentaient comme des plaques blanches, sèches, autour desquelles se voyaient de petites traînées blanches, minces, et des jetées cicatricielles.

Les jours qui suivirent, les plaques dermiques greffées semblèrent s'amincir, et, le neuvième jour, au lieu de rester d'un blanc mat et parfaitement opaques, devinrent comme transparentes. On pouvait voir vaguement au travers la couleur rouge du tissu sous-jacent, comme à travers une mousseline épaisse. L'amincissement et la transparence des deux greffes augmentèrent rapidement, surtout pour la greffe inférieure, à tel point qu'au bout de huit à dix jours ce lambeau paraissait être une toile d'araignée à fils blanchâtres étalés sur la plaie. Cependant les morceaux ne se détachaient pas et restaient adhérents; ils subissaient une sorte de résorption par leur face profonde. Ils disparurent complètement au bout d'une quinzaine de jours et cette disparition fut si complète, que, la plaie ayant repris son aspect granuleux ordinaire, je pus, le 27 juillet, greffer avec succès en ce point un morceau de peau de bœuf séparé de l'animal aussitôt après la mort et

(1) Bulletin médical du Nord de la France, 1872, p. 345.

étalé vingt minutes après sur la peau. Je voulais, en employant une peau épaisse, voir si la résorption ne tenait pas à la minceur extrême du derme de lapin. La peau du bœuf est trop épaisse pour ce genre d'expérience. La couche épidermique persista pendant une douzaine de jours, mais l'épaisseur de la greffe nuisait à la facilité du pansement et à l'application exacte du lambeau sur la plaie. Malgré ces difficultés, au bout d'une douzaine de jours, une lame comprenant plus de la moitié de l'épaisseur de la greffe tomba, et, au-dessous, je trouvai un petit morceau de derme adhérent à la plaie. Eh bien ! ce derme de bœuf si épais, si solide, si dense, disparut en sept ou huit jours exactement comme l'avait fait le derme de lapin et par le même processus.

J'ai, dans tous ces cas, constaté qu'après la résorption des zoogreffes, la plaie était dans le même état qu'avant l'hétéroplastie, et que la cicatrisation n'en est nullement accélérée.

Sur la malade que j'ai présentée à la Société, j'ai eu aussi l'occasion de pratiquer des greffes dermiques humaines qui ont offert des résultats dignes d'être signalés.

Ayant eu à faire une amputation de cuisse pour une fracture compliquée de la jambe, je taillai sur le membre, aussitôt après l'amputation, deux petits morceaux de peau. Je débarrassai la face profonde du tissu graisseux, et je les appliquai sur la plaie supérieure de l'avant-bras.

La plus grande des deux greffes avait la dimension de l'ongle du pouce; la plus petite était moins étendue de moitié. Les deux lambeaux contractèrent facilement adhérence. Le quatrième jour, une mince couche d'épiderme se détachait, laissant intimement unies à la surface granuleuse les deux plaques dermiques. Quelques jours plus tard, du nouvel épiderme s'était produit à la surface des greffes qui présentaient l'apparence de la peau normale, et autour d'elles, un cercle cicatriciel s'irradiait dans tous les sens. Pendant une dizaine de jours, je montrai aux élèves et à quelques-uns de mes collègues, ces magnifiques résultats, et cependant ces lambeaux, dont la fusion avec les tissus sous-jacents paraissait si solide, si complète, étaient aussi destinés à disparaître, mais par un processus radicalement différent de celui que nous venons de mentionner pour les zoogreffes. Voulant voir si la circulation s'était établie dans les lambeaux, je fis, avec une aiguille à coudre, 4 ou 5 piqûres très-superficielles dans le grand lambeau, et 2 ou 3 dans le petit. Toutes ces piqûres donnèrent une gouttelette de sang. Le lendemain, les deux lambeaux étaient boursouflés, violacés, comme variqueux; les jours suivants, ils devinrent le siége d'une sorte de travail ulcéro-gangréneux, et la peau transplantée, ainsi que l'auréole cicatricielle périphérique, se transforma en un détritus pulpeux qui s'en alla par petits morceaux. Lorsque les derniers restes des deux greffes eurent ainsi été entraînés, nous trouvâmes la plaie dans l'état où elle était auparavant. Je pense cependant que les piqûres, quoique superficielles, ont produit une petite hémorrhagie qui a décollé les adhérences encore peu solides de la greffe. Celle-ci s'est alors nécrosée et éliminée.

« Je ne prétends pas tirer de mes observations des conclusions hâtives et mal justifiées; cependant, ces faits et d'autres encore, ont laissé dans mon esprit cette impression que, s'il n'est pas très-difficile de faire adhérer à une surface suppurante de l'homme du derme animal, dont la nature est différente de celle de la peau humaine, il n'est pas peut-être aussi facile de l'y faire vivre d'une façon permanente et définitive. »

A·propos du malade précédent présenté par M. Follet, M. Houzé, de l'Aulnoit, dit qu'il avait pratiqué, et qu'il croyait être le premier à l'avoir fait, des greffes de muqueuse de lapin prises à la face interne des joues. Au cinquième jour l'adhérence était complète. Depuis sa première tentative, il

avait répété avec succès la même expérience ; « mais, ajou-
tait-il, la muqueuse transplantée subit de profondes modifications qui la transforment en tissu pathologique. L'épithélium se détache, le derme se boursoufle, sa surface est
villeuse et présente des vaisseaux. »

J'ai placé des greffes à la période sanglante et à la période
granuleuse des plaies ; les résultats ont été également heureux. A la période suppurative, je crois qu'on n'aurait que
des insuccès.

Si les observations de M. Follet sont peu rassurantes touchant les greffes zooplastiques, et si ces dernières disparaissent peu à peu comme l'ont observé également MM. Dubreuil,
de Wecker, Gillet de Grandmont, etc., il n'en est pas moins
vrai que, pour les transplantations de conjonctive du moins,
cela n'a pas empêché d'obtenir d'excellents résultats qui se
sont maintenus, et par conséquent dans des cas semblables
nous n'hésiterions pas à pratiquer une opération qui n'est
pas très-douloureuse pour le malade, et qui, la plupart du
temps, est son unique planche de salut. Si l'on pouvait se
procurer de la conjonctive humaine saine, il serait probablement préférable d'employer cette dernière ; c'est ce que l'expérience décidera.

Dernièrement (1), M. Ollier a dit que les greffes cutanées,
transplantées d'un animal à un autre, n'ont qu'une existence
temporaire ; les greffes de la cornée surtout ont ce résultat
négatif. Les greffes periostiques paraissent avoir plus de
résistance, mais plus tard elles finissent par subir la régres-
sion.

D'après ses expériences, M. Ollier confirme ce que nous
avons dit, que les greffes peuvent être empruntées à des
membres amputés et même à des cadavres dans les vingt-
cinq heures qui suivent la mort. Ce même auteur possède

(1) Gazette hebdomadaire, 1875, p. 518.

actuellement des greffes qui datent de plus de quatre ans, mais il pense que, pour obtenir cette condition de durée définitive, il faut se servir de larges lambeaux.

Il y a donc peu à attendre des greffes prises sur les animaux, sauf dans les cas de transplantations de conjonctive pour lesquelles nous faisons une réserve jusqu'à preuve du contraire, et le chirurgien, toutes les fois qu'il le pourra, devra employer la peau humaine ; néanmoins, dans les cas où cela lui sera complètement impossible, nous ne voyons aucun inconvénient à ce qu'il emploie de la peau d'animal, afin que, par un plus grand nombre d'expériences exécutées dans des conditions variées, on puisse plus tard être définitivement fixé sur la valeur de ce moyen thérapeutique.

§ III. — OBSERVATIONS DE GREFFES CUTANÉES ET DE MEMBRANES MUQUEUSES SUR L'HOMME.

M. Léon Lefort a pratiqué, au commencement de 1870, la première opération de blépharoplastie par greffe cutanée qui ait été publiée :

Obs. I (1). — Le 17 novembre 1869 un mégissier âgé de 30 ans vint à l'hôpital pour une pustule maligne occupant les deux paupières de l'œil gauche et la partie voisine de la région malaire. La guérison laissa un ectropion de la paupière inférieure des plus marqués. La suture des paupières avait cédé à la rétraction des cicatrices.

15 février 1870. Je fis appliquer un sinapisme sur la partie externe du bras gauche et j'avivai le bord libre des deux paupières en arrière de l'implantation des cils afin de pratiquer l'occlusion permanente. En même temps, je détruisis la cicatrice à la base de la paupière inférieur et vers l'angle externe ; je disséquai la peau de manière à rencontrer le bord palpébral ; j'avais ainsi entre la paupière et la région malaire un espace lozangique cruenté que je me proposai de combler avec la peau empruntée au bras. Je séparai du bras un lambeau capable de venir répondre à toute la surface saignante sous-palpébrale et je l'y fixai par 7 ou 8 points de suture. Le lambeau fut de plus tenu appliqué par une

(1) Gazette hebdomadaire, n° 9, 1872.

douce compression. Le lendemain il était froid et décoloré. Quatre jours après, tout le lambeau était putréfié. La suture des paupières fut laissée pendant huit mois, mais l'ectropion se reproduisit dès qu'on ouvrit la fente palpébrale.

Obs. II. — Le 8 avril 1872, M. Léon Le Fort fit à Lariboisière une nouvelle tentative chez un homme âgé de 63 ans et atteint d'ectropion. Il fit à la paupière une incision transversale aux extrémités de laquelle il fit tomber deux incisions verticales. La paupière redressée, il restait vers son bord adhérent et à sa base une perte de substance. Le chirurgien détacha complètement du bras à sa face externe un lambeau cutané qu'il appliqua sur la plaie après l'avoir rogné avec les ciseaux jusqu'à ce qu'il eut les dimensions voulues. Le lambeau fut fixé à l'aide d'un morceau de baudruche et de collodion sans aucune suture.

Le succès fut complet, et un mois après le malade ayant été présenté à l'Académie de médecine, c'est à peine si l'on pouvait, à une coloration un peu moins foncée, distinguer le lambeau d'avec la peau voisine.

M. Lawson (1) a présenté à la *Clinical Society* de Londres, un malade sur lequel il avait pratiqué l'opération suivante, pour le guérir d'un ectropion.

Obs. III. — Il incisa le tissu cicatriciel et disséqua les adhérences de manière à libérer la paupière qu'il sutura à l'autre après avivement. Il eut ainsi une plaie qu'il laissa bourgeonner.

Le quatrième et le sixième jour deux larges greffes cutanées furent faites avec succès sur la plaie et contribuèrent à la guérison de l'ectropion qui ne paraissait pas avoir de tendance à se reproduire. A part une légère difformité due à la saillie des greffes, le résultat paraît avoir été satisfaisant.

Toutefois on ne pouvait alors juger que le résultat immédiat et il faudrait savoir si après l'ouverture de la fente palpébrale, l'ectropion ne s'est pas reproduit.

Chacun sait, en effet, que cet accident peut survenir après les autoplasties les mieux réussies et alors qu'on comptait depuis lontemps sur une guérison radicale et définitive.

Dans une des séances de la Société des sciences médicales de Lyon, du mois de juillet 1873, M. Poncet a présenté un malade porteur de greffes autoplastiques cutanées, faites depuis un an par M. Ollier.

(1) The Lancet, 19 novembre 1870.

Obs. IV. — Il y avait une dizaine d'années, le malade actuellement âgé de 30 ans, fit, étant pris d'une syncope, une chute dans le feu. La peau de la région occipito-frontale droite fut brûlée ; il s'ensuivit une cicatrice dont la rétractilité amena un ectropion des plus disgracieux. Le bord libre de la paupière supérieure était adhérent au sourcil. Pour parer à cette difformité, M. Ollier fit en 1864 une première opération. Il tailla un lambeau frontal triangulaire qu'il abaissa après avoir incisé les adhérences de la paupière supérieure. L'ectropion se reproduisit.

Au mois de juillet 1872, le chirurgien employa le même procédé opératoire ; ayant détaché la paupière supérieure en incisant profondément le tissu de la cicatrice, il abaissa un lambeau triangulaire frontal et aviva le bord des paupières pour en pratiquer la suture.

Lorsque la plaie produite par la perte de substance due à l'abaissement du lambeau fut devenue granuleuse, il prit sur la face antérieure de l'avant-bras du malade quatre lambeaux cutanés comprenant toute l'épaisseur de la peau. Les lambeaux mesuraient en moyenne 15 à 17 millimètres carrés chacun.

La greffe réussit parfaitement, et à l'époque de la communication, c'est-à-dire un an après la transplantation, la peau greffée avait conservé tous ses caractères : coloration, épaisseur, souplesse. Elle faisait même une légère saillie au-dessus de la cicatrice à fond rouge et lisse. Trois des greffes, en effet, paraissaient avoir été surprises par l'épidermisation de la plaie et étaient en quelque sorte emprisonnées par la cicatrice. A leur surface on apercevait quelques poils, preuve de plus de la vitalité des greffes.

La quatrième greffe, plus voisine de l'un des bords de la plaie, se fondait davantage avec la cicatrice ; on la distinguait de la peau avoisinante, mais il fallait une certaine attention pour la bien délimiter.

Grâce à ces lambeaux cutanés, le tissu cicatriciel se trouvait ainsi coupé par une bande de peau dont l'élasticité et la souplesse étaient en mesure de combattre la rétraction de la cicatrice qui ne s'était pas produite jusque-là.

C'est la première fois qu'il a été permis de constater, au bout d'un an, ce qu'étaient devenues des greffes comprenant toute l'épaisseur de la peau, et sur ce malade on pouvait s'assurer que, contrairement à ce qu'ont dit quelques chirurgiens, la greffe cutanée humaine ne se résorbe pas et qu'elle conserve toutes les propriétés de la peau.

Dans des cas semblables il sera donc utile de prendre les

lambeaux assez grands ou assez nombreux pour couvrir toute la surface granuleuse, afin que les cicatrices linéaires qui en résultent, contiennent la plus petite quantité possible de tissu inodulaire.

Toutefois il est difficile de calculer exactement la grandeur des lambeaux, car, comme nous le verrons dans•une autre observation, les greffes se rétractent aussitôt leur séparation. La rétraction continue encore quelque temps à se produire, puis cesse, et enfin les greffes s'étendent notablement de manière que les bords, contigus au moment de l'opération, se recouvrent un peu au bout de quelques jours.

M. de Wecker a publié (1) l'observation suivante :

Obs. V. — Chuffart, âgé de 44 ans, me fut adressé le 25 mars 1872 par mon honoré confrère Testelin, retenu par ses fonctions publiques à Versailles. Ce malade avait, à la suite de l'explosion d'une machine à vapeur, été grièvement brûlé sur tout le côté droit de la figure par des briques chauffées. Il présentait un ectropion complet de toute la paupière supérieure et inférieure dont à proprement parler, il n'existait plus que les tiers internes. Les deux autres tiers de la paupière supérieure et inférieure avaient été détruits par les brûlures. La cornée était ulcérée, l'iris enflammé consécutivement; le malade souffrait beaucoup. Comme il n'y avait guère moyen d'emprunter aux parties voisines, formées de tissu cicatriciel, un lambeau pour faire une blépharoplastie, on avait proposé l'énucléation de l'œil. Inutile de dire que le malade était horriblement défiguré. J'appliquai chez lui le procédé que j'emploie habituellement, mais les bandes n'ayant pas été assez largement coupées, la réunion des bords ne se fit pas du côté externe, où il resta une ouverture de 1 centim. à peu près.

La greffe en mosaïque exécutée le septième jour marcha à souhait et la cicatrisation des larges plaies faites pour dégager les paupières était complètement assurée le quatorzième jour. A partir de ce moment les souffrances du malade avaient cessé. J'essayai de fermer l'ouverture palpébrale qui était restée à la partie externe sans recourir à de nouvelles incisions destinées à faciliter le glissement de la peau, mais cette tentative échoua complètement. Je fus donc obligé de faire dans la direction du sourcil détruit une incision courbe de 3 1/2 à 4 centimètres et de dégager notablement la peau. Cette fois la réunion de l'ouverture

(1) Annales d'oculistique, t. X, 1872.

externe de la fente réussit complètement. La greffe fut faite dans la plaie du sourcil le septième jour ; la cicatrisation était complète vers le quatorzième.

Le malade voit de son œil lorsqu'il le dirige fortement du côté du nez où une petite fente existe pour l'écoulement des larmes et de la sécrétion conjonctivale. C'est du côté du nez que je commencerai à dégager les paupières, peu à peu après six à huit mois de réunion.

L'observation suivante, encore inédite, nous a été communiquée par M. le Dʳ A. Sichel; et, ayant assisté nousmême à l'opération et aux visites journalières faites à la malade, nous avons pu suivre jour par jour l'évolution des greffes, et nous convaincre une fois de plus de la facilité d'exécution qu'elle offre chez l'homme, comparativement aux difficultés pratiques qu'elle présente chez les animaux dont l'insoumission compromet le plus souvent le succès.

Obs. VI. — La nommée Marie Abrezard se présente à ma clinique, au mois de juin 1875.

A l'âge de 6 ans, cette jeune fille tomba sur un foyer où il y avait quelques tisons embrasés. Il en résulta une brûlure, qui détruisit complètement la paupière supérieure gauche et endommagea considérablement l'inférieure, mais néanmoins elle ne fut pas assez intense pour abolir la vision. La malade a toujours continué à distinguer le jour de la nuit et à voir les objets lumineux.

A l'âge de 12 ans, c'est-à-dire en 1869, un médecin de Rennes tenta une blépharoplastie par glissement et implanta sur la paupière un large lambeau emprunté à la région temporale correspondante.

Cette opération fut suivie d'un résultat immédiat excellent et la maade eut une paupière à peu près régulière.

Mais l'habile confrère de Rennes, n'ayant pas jugé à propos de faire la suture des paupières, le lambeau transplanté se rétracta peu à peu et la nouvelle paupière ne put bientôt plus être abaissée au devant du globe.

Cet état persista jusque vers la fin de décembre 1873, époque à laquelle la malade se confia aux soins éclairés d'un de nos confrères justement estimé par son talent et son habileté.

Celui-ci, dans l'impossibilité de faire autre chose de meilleur, se décida à faire une tentative de greffe dermique.

A cet effet, la paupière supérieure fut détachée par une incision faite sur le bord orbitaire, puis, après avivement, réunie à l'inférieure.

Au bout de quelques jours, on fit une première tentative de greffes dermiques, et pour cela une dizaine de lambeaux cutanés, larges comme des pièces de 20 centimes, furent pris à la partie supérieure et antérieure de chaque avant-bras et transportés sur la surface bourgeon nante de la plaie. Mais, malheureusement, la malade eut un érysipèle qui envahit d'abord les bras, puis la face et le cuir chevelu, et occasionna la chute des greffes.

Huit jours après, une nouvelle tentative fut faite et 6 petits lambeaux, empruntés à la même région que précédemment, mais sur un jeune homme malade, de la clinique du confrère, furent greffés de nouveau et le succès parut certain.

Mais un an après, la fente palpébrale ayant été ouverte, la paupière se releva et revint au même état qu'avant l'opération. C'est alors que la malade se présenta à nous.

Enhardi par le succès que nous avions obtenu sur la malade opérée par nous le 31 mars 1874 et présentée par notre savant confrère Giraud-Teulon, à l'Académie de médecine le 18 mai, et le lendemain à la Société de chirurgie, nous nous décidâmes à pratiquer sur Marie Abrezard une opération analogue à la première.

A ce moment, l'œil gauche de la malade présentait l'aspect de la figure 1 (Pl. I).

Le 15 juin 1875, en présence des docteurs Auvray (de Caen), et Badal (de Pau), nous fîmes l'opération suivante :

Une première incision, étendue le long du bord libre de la paupière supérieure, et suivant celui-ci à 3 ou 4 millimètres, fut faite à la peau, puis les deux lèvres de cette incision disséquées profondément de façon à arriver sur le bord supérieur du tarse. Le cartilage, en effet, au lieu de reposer à plat est dirigé en avant, de telle sorte, que lorsque la malade essaie de fermer les paupières, la supérieure reste en route et prend la forme d'une visière de casquette. Cette seule incision suffit pour renverser le tarse en bas, le ramener au contact du globe oculaire et mettre les deux bords palpébraux en rapport. Ceux-ci sont alors avivés et suturés.

Il reste maintenant une large perte de substance, mesurant 4 cent. et demi de long sur 1 et demi de large.

Pour combler cette plaie, j'empruntai un large lambeau à la partie supérieure de la face postérieure de l'avant-bras gauche. A l'aide des trois premiers doigts de la main gauche, je soulevai un pli de peau dans cette région, le traversai à l'aide d'un bistouri et taillai par transfixion un lambeau de 5 centim. de long sur 4 de large. Pendant que je taillais ce lambeau, un aide avait soin de débarrasser à l'aide d'une éponge fine toute la surface cruentée de la paupière, des caillots qui la recouvraient et faisait saigner la plaie de nouveau.

Je débarrassai soigneusement le lambeau, pris au bras, du tissu cellulo-adipeux dont il était doublé, et le divisai en six petits fragments qui furent posés sur la surface cruentée de la plaie palpébrale sous forme d'une mosaïque, dont les différentes pièces se touchaient ainsi que le représente la fig. 2 (Pl. I).

L'opération étant terminée, je plaçai sur toute la région un large morceau de baudruche gommée, dont les bords furent fixés à la tempe, au front, sur le dos du nez, à la joue, et recouverts d'une couche de collodion élastique.

Ce pansement fut recouvert d'une couche de dix épaisses feuilles d'ouate maintenues par un bandage roulé autour de la tête. L'œil droit fut laissé libre.

La plaie du bras fut recouverte d'une mousseline légèrement imbibée de perchlorure de fer, de plumasseaux de charpie et d'un bandage roulé.

Tout fut ainsi laissé en place jusqu'au sixième jour. On se contenta de surveiller l'état général à cause de la crainte d'un érysipèle qui avait eu de si fâcheuses conséquences lors de la première opération de greffe.

Le sixième jour, le pansement ouaté étant enlevé, on vit par transparence à travers la baudruche que les lambeaux transplantés présentaient l'aspect d'une mosaïque, composée de petites pièces d'une teinte gris jaunâtre, réunies entre elles par des joints d'un brun rougeâtre analogues à du sang coagulé.

La baudruche étant enlevée, on vit que tous les lambeaux sans exception étaient parfaitement adhérents, ce dont on pouvait facilement s'assurer en promenant les doigts à leur surface.

La teinte gris jaunâtre des greffes était due à l'épiderme, qui partout était momifié et se détachait avec la plus grande facilité. Au-dessous de lui la surface des lambeaux était rosée, lisse, saignant facilement à la moindre piqûre.

Les bords des lambeaux adhéraient tous entre eux, sauf ceux des lambeaux 5 et 6 qui n'étaient plus en contact, mais se recouvraient légèrement. De même le bord interne du lambeau 6 dépassait les limites de la perte de substance palpébrale et en surplombait les bords.

Voulant régulariser ce bord, j'essayai d'exciser d'un coup de ciseaux le lambeau, qui saigna aussitôt et la malade *accusa de la douleur.* Le pansement fut replacé tel qu'après l'opération et maintenu jusqu'au neuvième jour où il fut remplacé par un pansement à l'alcool.

La suture des paupières n'ayant été faite que par trois points séparés, il existe au niveau du tiers moyen un espace dans lequel les paupières ne sont pas réunies. Par cette ouverture, on peut voir que le globe jouit de sa mobilité en bas et en haut. De plus, on constate que sous la paupière supérieure existe un cul-de-sac profond de 1 cent. et demi environ.

25 juin. Je constate, non sans frayeur, au moment du pansement que toute l'étendue des lambeaux, sauf 1 et 2, présente une teinte jaunâtre et un aspect pultacé, comme si ces lambeaux allaient se couvrir de pourriture d'hôpital. Je débarrasse autant que possible la plaie dans toute son étendue de ces produits, au moyen d'un pinceau trempé dans de l'alcool pur, et fais appliquer à partir de ce moment une compresse, imbibée d'un mélange de trois parties d'alcool pour une partie d'eau, avec recommandation de renouveler souvent le pansement.

Le 26. Toute la surface des greffes a repris un bon aspect, les lambeaux sont franchement rosés et la cicatrisation marche maintenant avec régularité. Malheureusement tous les lambeaux, excepté le 1, bourgeonnent.

Le 29. La cicatrisation marche bien ; même pansement et répression des bourgeons charnus exubérants au moyen du nitrate d'argent.

5 juillet. Tout le domaine de la transplantation est maintenant cicatrisé sur ses bords ; le centre seul bourgeonne encore. La plaie s'est rétrécie notablement, car la cicatrice mesure à peine 1 centimètre de large.

État actuel 1876. D'après les dernières nouvelles reçues de la malade, qui habite la province, l'état est toujours satisfaisant, mais on attendra encore quelques mois pour ouvrir la fente palpébrale.

A la séance du 18 mai 1875, de l'Académie de médecine, M. Giraud-Teulon a présenté, au nom de M. le Dr A. Sichel, une malade ayant subi, pour un ectropion de la paupière supérieure droite, une opération de blépharoplastie par greffe dermique :

Obs. VII. — Le 20 mai 1873, à la suite d'une purgation prise le matin, la nommée Suchetet, âgée de 48 ans, domiciliée à Causy-le-Rhatel, fut prise d'une perte de connaissance.

Assise en ce moment devant un feu assez ardent, elle tomba la tête dans le brasier, et il en résulta une brûlure de la partie supérieure de la moitié droite de la face.

La paupière supérieure droite complètement brûlée disparut et il en résulta un lagophthalmos avec ectropion des deux paupières, peu prononcé à l'inférieure, mais très-étendu à la supérieure. L'œil présentait l'aspect de la fig. 3 (Pl. I).

L'état dans lequel étaient les téguments des régions voisines, complètement formés de tissu cicatriciel, rendait l'idée d'une blépharoplastie par glissement impossible. Cependant il y avait urgence d'intervenir, d'une part à cause d'une ulcération déjà très-profonde et asse étendue de la cornée, et d'autre part à cause de la photophobie et des douleurs réellement intolérables qu'endurait la malade.

On se décida à faire une blépharoplastie par greffe dermique.

A cet effet, un lambeau de peau de 4 centimètres carrés fut pris à la région supérieure et postérieure de l'avant-bras droit, et soigneusement débarrassé de tout le tissu adipeux de sa face profonde, puis divisé en quatre petits fragments.

Cette idée était empruntée à l'histoire d'un malade, opéré en 1872, par le professeur Léon Lefort et présenté par lui à l'Académie de médecine.

Le bord libre de la paupière fut détaché avec soin et celle-ci disséquée de manière à ramener son bord libre au contact avec celui de la paupière inférieure. On aviva les deux bords palpébraux et on fit la suture des paupières.

C'est alors que les quatre fragments de peau furent placés sur la surface cruentée comme le montre la fig. 4 (Pl. I).

On appliqua un morceau de baudruche et une couche de collodion, puis un pansement ouaté.

Le troisième jour, les lambeaux 1 et 2 semblaient mortifiés ; le quatrième jour il en était de même de la moitié inférieure du lambeau 3.

Le lambeau 4 et la partie supérieure du lambeau 3 prirent parfaitement. Ils avaient l'aspect de la peau normale, mais ils étaient un peu pâles et décolorés ; le reste de la perte de substance bourgeonnait et la cicatrisation marcha rapidement au point que la malade put partir trente et quelques jours après l'opération.

18 mai 1875. Aujourd'hui, quinze mois se sont écoulés depuis l'opération. L'état est satisfaisant ; la paupière a repris ses caractères à peu près normaux. L'ulcération de la cornée est cicatrisée, la vue assez bonne. La malade ne souffre absolument plus.

Le 20. Sur les vives instances de la malade nous ouvrons la fente palpébrale.

La paupière a recouvré toute sa mobilité. Il n'y a pas trace de rétraction, et lorsque la malade éprouve le besoin de cligner, la paupière descend aussi bas que celle de l'autre œil, mais par suite de la cicatrice existant à la joue, un certain degré de rétraction s'est produite sur la paupière inférieure, de sorte que celle-ci, sans toutefois présenter un véritable ectropion, est néanmoins attirée légèrement en bas, et son bord libre ne repose pas sur le globe oculaire. Il existe donc une sorte de godet ou de bassinet formé par la paupière inférieure. Pour remédier à cet inconvénient on se décide à une nouvelle opération. Une tarsorrhaphie par le procédé de Ammon donne un excellent résultat et la malade est complètement guérie de sa petite difformité.

M. Dubreuil (1) a publié les observations suivantes :

Obs. VIII. — Sur un malade atteint d'un ulcère de la jambe, j'ai greffé cinq petits lambeaux de peau de cochon d'Inde. La face profonde de ces lambeaux avait été dépouillée avec soin des parcelles de tissu graisseux qui y étaient demeurées adhérentes. Chaque lambeau pouvait avoir un centimètre carré.

Ces parcelles de peau ainsi transplantées et maintenues à l'aide de bandelettes de diachylon, ont contracté des adhérences avec les parties sur lesquelles elles ont été appliquées et ont continué de vivre dans leur portion dermique.

Quant à l'épiderme, il s'est détaché au bout de quelques jours entraînant avec lui les poils.

Obs. IX. — Sur une femme âgée, portant à la partie supérieure de la joue droite une plaie résultant de la cautérisation d'un ulcère épithélial, j'ai appliqué un lambeau allongé ayant à peu près trois centimètres de long sur un centimètre de large, emprunté à la paroi abdominale d'un jeune chien.

Cette portion de peau, un peu trop petite pour recouvrir toute l'étendue de la perte de substance, qu'elle était destinée à combler, n'en permettra pas moins d'éviter l'ectropion et la rétraction de la commissure labiale qui étaient imminents.

Ici, comme pour le premier malade, il y a eu chute de l'épiderme.

Dans une communication orale, faite à la Société de chirurgie le 4 juin 1873, c'est-à-dire un an après l'opération, M. Dubreuil dit que le lambeau avait non-seulement pris, mais résisté à un érysipèle, puis il ajoute : M. Follet avait dit que ces lambeaux empruntés aux animaux finissaient par perdre leurs droits à la vie et qu'ils se résorbaient peu à peu. J'ai pu vérifier la vérité de cette assertion sur ma malade. Il n'y a plus trace de lambeau, il ne reste que la cicatrice.

Le Dr Coze, de Nancy, a rapporté les trois observations suivantes, dont voici le résumé :

Obs. X. — Un soldat, blessé à Sedan, avait une plaie dans la région trochantérienne gauche qui n'avait, un an après le traumatisme, aucune tendance à la cicatrisation. C'était une sorte d'ulcère rebelle mesurant 14 centim. de long sur 7 centim. de large. Tous les topiques ordinaires ayant échoué, je pris 4 morceaux de peau de lapin, que j'appliquai sur l'ulcère.

Bientôt la plaie eut une tendance manifeste à se cicatriser et au bout de deux mois, le malade était complètement guéri.

(1) Gazette des hôpitaux, 30 juillet 1872.

Obs. XI. — Il s'agissait d'une plaie du genou sans la moindre tendance à la cicatrisation, ayant 3 centim. de long sur 2 de large et qui fut recouverte par un lambeau de peau de lapin. La guérison était obtenue en un mois.

Obs. XII. — Plaie au niveau de la malléole externe gauche suppurant toujours plus d'un an après le traumatisme (éclat d'obus) qui l'avait produite; traitée vainement par la greffe épidermique ordinaire et offrant 45 millim. de long sur 37 de large, au moment où les lambeaux de peau de lapin furent appliqués sur elle.

Le résultat fut d'abord très-satisfaisant, mais bientôt, par suite d'une influence épidémique, la pourriture d'hôpital envahit la plaie et la guérison parut un instant compromise. Malgré cela, six semaines après l'opération, le blessé était presque guéri. On remarqua, chose curieuse, que la cicatrice, au niveau des greffes, n'avait été nullement entamée par la pourriture d'hôpital.

M. Benjamin Anger, dans un article paru dans la *Gazette des hôpitaux*, 1ᵉʳ décembre 1874, et reproduit plus tard dans ses *Leçons cliniques*, dit avoir pratiqué plusieurs fois avec succès, les greffes cutanées, qu'il appelle *hétéroplastiques*, parce qu'elles proviennent d'un autre individu, et en avoir retiré d'excellents résultats.

Obs. XIII. — La première greffe cutanée fut pratiquée à l'aide de lambeaux comprenant toute l'épaisseur de la peau et qui avaient été pris sur la face palmaire d'un doigt amputé. Les greffes avaient 1 ou 2 centimètres de circonférence et furent appliquées sur la jambe ulcérée d'un autre sujet, une ou deux minutes après l'amputation. Elles furent maintenues à l'aide de bandelettes de diachylon.

Trois jours après, j'enlevai les bandelettes et je constatai que les parties greffées étaient intimement unies à la surface de l'ulcère et manifestement vascularisées.

Quelques jours après, j'ai obtenu également la greffe de portions de peau dans toute leur épaisseur qui entouraient une tumeur des lombes. Enfin, j'ai réussi à greffer la muqueuse préputiale d'un jeune sujet opéré de la circoncision.

Dans un autre cas la greffe provenait du dos d'un gros orteil d'un jeune homme bien portant, qui avait dans cette région un ulcère communiquant avec une bourse séreuse accidentelle et portait une ouverture à son centre. Ses dimensions étaient à peu près celles d'une pièce de 1 franc.

Armaignac.   7

La réussite eut lieu comme dans les cas précédents; la vascularisation se manifesta rapidement dans la partie ulcérée du lambeau qui fut bientôt cicatrisée.

La desquamation de l'épiderme a eu lieu dans tous les cas au bout de quatre, cinq ou six jours, et a laissé une surface vive, dénudée, rougeâtre, analogue à celle produite par un vésicatoire.

Cette desquamation n'a pas empêché la cicatrisation qui s'est opérée sur toute la surface du lambeau et à sa périphérie, d'où elle a rayonné ensuite vers les bords de la plaie.

L'auteur de cette observation ajoute que le malade doit la conservation de son membre aux greffes qui y ont été pratiquées et qui ont permis d'obtenir la guérison rapide d'un vaste ulcère occasionné par une brûlure grave.

Dans tous les cas la greffe a été faite avec des tissus qui avaient conservé la température du corps. Dans les deux derniers, les malades avaient été placés l'un près de l'autre, de manière à pouvoir pratiquer la transplantation sans aucune perte de temps. Il est évident, ajoute judicieusement M. B. Anger, que dans une semblable opération le chirurgien devra apporter la plus grande attention à la recherche des états diathésiques qui pourraient exister chez le sujet auquel le tégument est enlevé. Ce serait agir avec une trop grande imprudence que de faire l'hétéroplastie de peau prise au voisinage trop direct d'un tissu cancéreux ou d'agir avec la peau d'un sujet atteint de maladie constitutionnelle comme la syphilis, par exemple.

Obs. XIV. *Par le D^r d'Espine, rapportée par J.-L. Reverdin.* — Le nommé D... (Alexandre), 21 ans, du 79e de ligne, a été blessé le 24 mai 1871, à la partie postérieure du mollet gauche, par un éclat d'obus. Il a eu la pourriture d'hôpital à l'ambulance de Saint-Cloud. La perte de substance étant assez considérable et ne tendant pas à la cicatrisation, le chirurgien de l'ambulance lui greffa un morceau de peau large de 2 à 3 centimètres carrés et composé de *toute l'épaisseur des téguments.*

La greffe faite au mois d'août a pris dans toute son étendue, et la cicatrisation complète de la plaie a été obtenue dans cinq semaines.

Le D^r d'Espine a vu le malade vers la fin de septembre et constaté dans la cicatrice foncée du mollet une partie saillante de 1 centi-

mètre et demi environ de diamètre, formant à peu près un tiers de
la cicatrice totale et qui, suivant le malade, représentait le lambeau
de peau transplanté.

Obs. XV (1). — Une jeune femme de 27 ans était entrée à l'hôpital de
Vienne pour un ulcère variqueux de 3 pouces de long sur 2 pouces 1[2
de large, siégeant un peu au-dessus du cou-de-pied. Du 30 janvier au
6 février 1871, on employa des compresses trempées dans une solution
de potasse caustique, mais l'ulcère n'alla pas mieux quoiqu'il se cou-
vrît de quelques bourgeons charnus.

Le 6 février, on eut à amputer la main à un jeune homme de 20 ans
qui avait, tout en jouissant d'ailleurs d'une excellente santé, une carie
des os du carpe. Huit minutes après l'amputation, M. Hofmolk détacha
de la peau de la main amputée un lambeau cutané complet, qu'il appliqua sur l'ulcère de la malade en le fixant avec soin à l'aide de bandes
et d'une plaque mince de bois.

On leva l'appareil au bout de vingt-quatre heures. La peau était
solidement implantée, sa couleur n'avait pas changée. Dès le septième
jour l'épiderme se détacha du lambeau transplanté et au-dessous les
papilles du derme apparurent avec leur couleur rosée.

Dès le 17 mars, l'assimilation de la greffe avec le reste de la peau
de la jambe était complète et c'est à peine si l'on pouvait s'apercevoir
que l'opération avait été pratiquée.

L'observation suivante est due à JulesNétolitski, médecin-
major autrichien, et fut publiée dans le *Wiener medizi
nische Wochenschrift, 26 août* 1871 (2).

Obs. XVI. — Une femme avait eu la plus grande partie du cuir chevelu arrachée par un arbre de transmission d'un moulin. A la suite
de l'accident, il était resté des lambeaux de peau, que l'on put cependant fixer avec des bandelettes agglutinatives, mais néanmoins il
restait encore une vaste plaie comprenant toute la superficie des
pariétaux et de l'occipital.

Après trois mois (commencement de janvier 1869), l'accident ayant
eu lieu le 1er octobre 1868, il s'était formé un bord cicatriciel de
2 pouces 1[2 de large, mince, tendu, gris pâle, parsemé d'injections
vasculaires qui circonscrivaient une belle surface granuleuse.

A cette époque les granulations se gonflèrent subitement sous l'influence d'une fièvre intense, devinrent pâles, molles, œdémateuses,

(1) Wiener medizinische Presse, n° 12, 1871.

(2) Traduction dans la Gazette médicale de Strasbourg, par M. Herrgott,
janvier 1872.

saignantes. Tout le travail des bourgeons charnus s'évanouit, la cicatrice déjà formée disparut en partie, si bien que les os se trouvèrent à nu dans leur étendue primitive.

Un érysipèle survint envahissant le cou, la nuque, la poitrine et le dos.

La malade se rétablit néanmoins et, au bout de huit semaines, la cicatrisation avait repris son cours, mais alors se développèrent les mêmes symptômes morbides avec le même résultat fâcheux pour la cicatrisation.

Elle guérit encore cette fois et la cicatrisation marcha si rapidement pendant l'espace de six semaines (fin d'avril 1869) que la surface granulée, pointue en avant et en arrière, mesurait dans ce sens 15 centimètres sur 10 transversalement.

Mais alors la cicatrisation s'arrêta, pour ainsi dire, et les bords de la cicatrice étaient si minces, si délicats que les moindres mouvements de la malade en occasionnaient la rupture, et il se formait ainsi de nouvelles ulcérations. La peau de la nuque et de la face était fortement irée en haut par la cicatrice, et cela gênait considérablement la maade dans les mouvements de la tête qui ne pouvaient être que très-limités.

Cet état de choses durait depuis deux ans et la malade se trouvait d'ailleurs dans d'assez bonnes conditions générales. C'est alors que Nétolitzki revit la malade et pratiqua l'opération suivante :

Il souleva avec une pince à disséquer sur le dos de la main gauche de la patiente un pli cutané de forme elliptique mesurant environ 1 pouce carré, il détacha la peau par un coup de bistouri rapide et la plaça sur le milieu du tiers antérieur de la plaie soigneusement nettoyée et séchée. Il appliqua dessus une mince feuille de bois et par-dessus un plumasseau de charpie, maintenu par des bandelettes de diachylon.

La plaie de la main fut réunie par quatre points de suture et recouverte d'un badigeonnage de collodion.

Au bout de quarante-huit heures le pansement fut renouvelé; le lambeau diminué de moitié de sa surface était partout adhérent; l'épiderme d'un blanc pâle était un peu ridé.

La plaie de la main étant guérie par première intention, les sutures furent enlevées.

Dès le quatrième jour de l'opération, le 15 avril, l'épiderme du lambeau se détacha par petits fragments, et le cinquième jour, la surface sous-épidermique de la peau se montra rosée et lisse; le bord complètement soudé au fond était entouré d'un liséré linéaire ayant l'aspect d'une peau grisâtre.

Le septième jour, le chirurgien dut retourner à Vienne et son ami, le Dr Philippe, qui l'avait aidé pour l'opération, continua de voir la

malade. Dès lors la cicatrisation du tiers antérieur marcha sensiblement, rayonnant du lambeau comme centre.

Mais, ce qui rend l'observation encore plus intéressante, c'est que
des lambeaux de peau de chien et de lapin furent transplantés avec
un succès complet par le second chirurgien, et, de ces parties transplantées, rayonna aussi un travail de cicatrisation après l'exfoliation de
leur surface épidermique.

Malheureusement, l'observation manque de plus amples détails sur
ces dernières tentatives.

Dans une communication faite par Czerni à la Société
royale de médecine de Vienne, le 31 mars 1871 (1), l'auteur
dit avoir transplanté sur une plaie du bras de la muqueuse
nasale et avoir fait trois tentatives de ce genre. La muqueuse
fut prise sur un polype nasal extirpé et, dans un cas, elle
fut greffée deux heures après l'extirpation, les cils de l'épithélium ayant encore leurs mouvements.

L'épithélium perdit ses cils et se transforma en épithélium
pavimenteux.

Le même auteur pratiqua aussi une greffe avec un lambeau
de muqueuse pris sur une luette enlevée deux heures auparavant. Dans ce cas, comme dans le précédent, le succès
fut complet et l'épithélium à cils vibratiles de la luette devint
pavimenteux.

Observations de greffes de conjonctive de lapin.

Dans un mémoire lu à la Société médico-chirurgicale de
Glasgow le 6 décembre 1872 (*Glasgow med. Journal* 1873),
le Dr Y. R. Wolfe, à propos de la cure du symblépharon,
a donné la description de la greffe conjonctivale du lapin
à l'homme, telle qu'il la pratique, et les deux observations
suivantes :

(1) Wien. med. Press., XII, 17, 1871.

Obs. XVII. — Ed.-Jn. M..., âgé de 31 ans, ouvrier fondeur à Coatbridge, fut frappé à l'œil gauche, par un morceau de fer porté au rouge, le 17 septembre 1872. Il en résulta une brûlure profonde avec destruction de toute la conjonctive de l'hémisphère inférieur de l'œil et d'une partie de la cornée. Lorsque le sujet se présenta à l'Institut le 24 septembre, c'est-à-dire une semaine après l'accident, toute la conjonctive de la paupière inférieure était entièrement détruite ainsi que la portion correspondante de cette membrane qui recouvre le bulbe. Il y avait en outre un fort chémosis séreux et la plus grande partie de la cornée avait été brûlée.

Des applications émollientes furent prescrites, et, après une semaine de séjour dans l'établissement, le sujet fut renvoyé chez lui en attendant que le gonflement inflammatoire fût dissipé.

Le malade se présenta dans les premiers jours de novembre : la paupière inférieure s'était soudée à la cornée et son bord ciliaire dépassait le niveau du bord supérieur de la pupille ; l'œil était immobilisé, et, de plus, naturellement très-enfoncé dans l'orbite. En soulevant la paupière inférieure, on voyait le globe tourner en haut et aucune tentative ne pouvait suffisamment découvrir ce qui restait de cornée transparente pour y pratiquer une pupille artificielle.

J'étais sur le point d'abandonner toute idée d'intervention chirurgicale chez cet homme, lorsque l'idée me vint qu'il ne serait peut-être pas impossible de remplacer la portion de conjonctive détruite par la greffe d'un lambeau conjonctival pris sur un lapin.

Le 3 septembre dernier je mis à l'épreuve mon projet de transplantation. Voici comment je procédai : le patient et le lapin ayant préalablement été chloroformés, je séparai largement les parties adhérentes de façon à rendre au globe toute sa mobilité naturelle ; passant ensuite au lapin je lui enlevai une large portion de conjonctive suffisante pour recouvrir toutes les parties avivées sur l'homme.

Je choisis à cet effet, à raison de sa plus grande vascularité et de sa mobilité, la portion interne qui recouvre la *membrana nictitans*, que j'enlevai tout entière jusqu'à la cornée ; afin de procéder à la transplantation avec toute la rapidité désirable, j'avais eu soin au préalable de fixer au lambeau que j'enlevais 4 fils destinés à former autant de sutures chez l'homme, et je terminai l'opération en doublant la paupière et fixant le lambeau.

Pour tout pansement je me bornai à maintenir l'œil fermé à l'aide de charpie sèche et d'un tour de bande.

Le lendemain 4 novembre l'œil était dans un état assez satisfaisant ; le sac conjonctival n'était pas plus enflammé qu'il ne fallait s'y attendre après une dissection si étendue et à cause de la présence des ligatures. Le lambeau de conjonctive transplanté avait un aspect grisâtre. — J'ordonnai des fomentations chaudes.

5 novembre. Le sujet se plaint d'une vive douleur et de beaucoup de larmoiement. Le moindre attouchement de la paupière est douloureux; cependant la greffe a perdu son aspect grisâtre, sauf sur quelques points isolés; partout ailleurs elle est gonflée et luisante; en certains endroits même elle offre l'aspect de granulations exubérantes. — Continuation des fomentations chaudes; vin d'opium, belladone et un purgatif énergique.

Le 6. Le gonflement est arrêté; les taches grises ont diminué de nombre et sont devenues très-petites, ne dépassant pas la grandeur d'une graine de chanvre.

Le 7. L'état de l'œil est de plus en plus satisfaisant et l'inflammation diminue. La nouvelle conjonctive est rouge et tout à fait adhérente; j'enlève alors les ligatures, attendant que la nature complète son œuvre.

Le patient resta encore une semaine dans l'établissement et chaque jour les élèves, mon assistant et moi, nous notions avec le plus vif intérêt les progrès obtenus.

Le 11. Le malade sort et l'on constate que la paupière est restée libre dans toute son étendue; l'œil est parfaitement mobile dans toutes les directions et la conjonctive transplantée a conservé partout sa vitalité, comme le prouvent sa vascularité et son aspect lisse et luisant. Il reste seulement une petite tache grise grande comme une tête d'épingle.

Quelques temps après le malade revint; son œil était toujours dans l'état le plus satisfaisant; la conjonctive paraissait saine, les mouvements du globe étaient conservés et M. Wolfe lui fit une pupille artificielle.

3 janvier. Le même état persistait et la vue s'était considérablement améliorée.

Obs. XVIII. — P. C..., 20 ans, ouvrier à Furnace Quarry, dans le comté d'Argyll, a été grièvement blessé à la face et aux yeux par l'explosion prématurée d'une mine, il y a quatorze mois. Lorsqu'il s'est présenté à l'Institut ophthalmologique, environ quatre mois après l'accident, criblé de grains de poudre et couvert de cicatrices plus ou moins profondes, les deux paupières de l'œil droit offraient un renversement considérable; l'œil gauche était entièrement clos et soudé à la paupière inférieure à peu près comme dans le cas précédent. Je fis d'abord une pupille artificielle par laquelle le sujet voyait mais à la condition de soulever fortement la paupière supérieure avec le doigt.

Le sujet s'étant présenté dernièrement à la consultation je songeai à pratiquer chez lui la greffe conjonctivale. De même que pour la première fois je fis l'opération avec l'assistance de MM. Nairne et H. Campbell, c'était le 23 janvier 1873. J'enlevai au lapin un lambeau conjonctival sensiblement plus large qu'il ne paraissait nécessaire pour tapisser la paupière de l'homme. Je fixai ce lambeau à l'aide de points de suture comme précédemment, seulement au lieu de retrancher ce qui paraissait être de trop je le laissai. Ces deux Messieurs et moi, nous avons visité le malade tous les jours en présence des élèves, et la portion libre du lambeau nous montrait, sans aucun doute possible, la vitalité de la portion transplantée, car, tandis que la première offrait un aspect grisâtre, la seconde présentait chaque jour des modifications plus manifestes.

Le 28, c'est-à-dire cinq jours après l'opération, les sutures furent enlevées. La partie libre du lambeau conservait son aspect grisâtre tandis que la portion adhérente à la paupière avait repris à peu près en entier son brillant naturel.

A la suite de l'opération le globe de l'œil ne montra aucune irritation, ni douleur, ni larmoiement; en un mot la soudure se fit par première intention. Non-seulement les mouvements du globe oculaire sont redevenus libres, mais la vue elle-même s'est améliorée.

Obs. XIX (rapportée dans la thèse du Dr Clec'h et communiquée par le Dr Masselon). — M. P... (A), se présente à la Clinique du Dr de Vecker. Il avait déjà consulté plusieurs chirurgiens et oculistes et tous avaient été unanimes à lui déclarer que son affection était incurable.

Voici dans quel état nous le vîmes pour la première fois:

L'œil gauche était atrophié légèrement, sans perception lumineuse aucune. Tout ce que le malade nous demandait c'était de lui rendre possible la prothèse oculaire. La paupière inférieure était adhérente au globe dans toute son étendue et cette adhérence était assez intime pour paralyser en quelque sorte le droit supérieur. Tout mouvement en haut était fortement entravé, le cul-de-sac conjonctival était totalement effacé, de telle sorte qu'un œil artificiel appliqué sur le globe glissait et tombait toujours en dépit de toutes les tentatives.

L'opération décidée fut exécutée le lendemain, puis on appliqua un bandeau compressif.

Le lendemain ce bandeau fut renouvelé, ce qui nous permit de nous renseigner sur l'état de la plaie. Celle-ci avait bon aspect; la conjonctive transplantée avait revêtu une légère teinte blanchâtre que l'on pouvait attribuer au simple fait qu'elle était exsangue. D'ailleurs le lambeau était bien à sa place. On rappliqua le bandeau compressif qui fut continué les jours suivants.

Le malade qui n'habitait pas la Clinique ne revint qu'au bout de quarante-huit heures. Il s'était permis d'enlever lui-même son pansement, de se laver l'œil, etc., compromettant ainsi le succès d'une opération si délicate.

Alors la conjonctive, dans certaines parties, paraissait en voie de mortification. A la périphérie, du côté interne et du côté externe surtout, elle était devenue d'un gris sale et blanchâtre ; là son adhérence était faible et le pourtour se détacha au bout de quelques jours sous forme de fausse membrane très-mince. En revanche la partie centrale prenait une tournure consolante. De petits vaisseaux ne tardèrent pas à la parcourir dans tous les sens et à lui communiquer une teinte rosée de bon augure. La vitalité s'y montrait évidemment et la réunion nous semblait certaine au bout du cinquième jour. Nos prévisions furent heureusement réalisées. Sur le globe, aussi bien que sur la paupière, l'adhérence était faite ; la greffe avait réussi. Néanmoins au fond du cul-de-sac il s'était établi un petit pont qui permettait d'introduire un stylet. A ce niveau, d'ailleurs, la conjonctive avait aussi un aspect sain. On présenta le malade à M. Boissonneau, l'habile fabricant d'yeux artificiels, qui le déclara apte à porter une plaque d'émail qu'il porte encore aujourd'hui.

Le professeur Otto Becker, de Heidelberg, a pratiqué avec succès, en 1874, deux transplantations de conjonctive de lapin sur l'homme.

Obs! XX. — Jacob K..., de Mundenheim, âgé de 17 ans, avait reçu, le 14 février 1874, du zinc en fusion dans l'œil. Il se forma à la suite de cet accident, une adhérence entre l'angle externe de l'œil et le globe ; adhérence occupant la paupière inférieure sur une étendue de 5 millim. et ayant envahi le tiers externe de la cornée.

Le 5 juin, je fis l'opération suivante :

Comme pour un ptérygion, je disséquai le tissu cicatriciel de la cornée jusqu'au repli conjonctival auquel je fixai le sommet du lambeau ainsi obtenu, en faisant passer un fil armé de deux aiguilles, par le sommet du lambeau d'abord, puis à travers toute l'épaisseur de la paupière. Par ce procédé, le nœud étant situé en dehors, peut être dénoué sans qu'il faille écarter la paupière du globe oculaire. La solution de continuité de la conjonctive bulbaire était si étendue, que je ne réussis pas à le combler complètement par une opération autoplastique. Il se produisit un nouveau symblépharon, mais beaucoup plus étroit que l'ancien. Vers la fin de septembre, le malade vint se soumettre à une seconde opération.

Cette fois, comme la première, je sectionnai le symblépharon et le fixai à la face interne de la paupière. Pour recouvrir la partie avivée de la conjonctive oculaire, j'enlevai un morceau de 8 millim. carrés de la conjonctive d'un lapin blanc.

Il est inutile d'anesthésier celui-ci. Après l'application d'un élévateur des paupières, on peut faire saillir l'œil suffisamment pour en relever un lambeau conjonctival de la grandeur désirée.

Cette portion de muqueuse est d'ordinaire très-mince et a une grande tendance à s'enrouler sur ses bords. De plus, si en le saisissant on ne fait pas bien attention, il est fort difficile de distinguer la surface épithéliale de la surface cruentée.

J'étalai ensuite la greffe sur la plaie conjonctivale et j'en assujettis les quatre angles à l'aide de fils de soie blanche très-fins et non tordus.

L'opération terminée, la portion de conjonctive de lapin, d'un aspect blanc et brillant, recouvrait presque complètement la plaie de l'œil du malade. Cet œil fut maintenu fermé à l'aide d'ouate et d'une bande de flanelle.

J'ai peu de chose à ajouter quant aux suites de l'opération. Le lambeau transplanté resta à sa place, et pendant les premiers jours ne changea ni de forme ni de couleur.

Le troisième jour on commença à y apercevoir distinctement quelques vaisseaux, mais sa coloration restait plus claire que celle des parties environnantes. Entre les sutures, les bords se replièrent un peu. Le sixième jour, le point de suture le plus rapproché de la cornée se rompit et le lambeau prit une forme plus triangulaire.

Le résultat final est très-satisfaisant ; les paupières sont libres ; l'œil a repris sa mobilité naturelle ; la coaptation de la greffe est parfaite et elle est alimentée par l'appareil circulatoire de l'œil sur lequel elle est implantée. Une piqûre en fait sortir une gouttelette de sang, toutefois elle est encore reconnaissable à sa teinte plus claire.

Obs. XXI. — Henry S..., âgé de 4 ans, de Frankweiler, avait reçu dans l'œil, de la chaux vive. A la suite de cette brûlure arrivée le 10 juin 1874, la paupière inférieure était soudée au globe oculaire sur une largeur d'environ 15 millim. Cette adhérence s'étendait au tiers de la surface cornéale. Quand je vis l'enfant, il avait déjà subi deux opérations. Comme la perte de substance, après la section du symblépharon était beaucoup plus considérable que dans le cas précédent, je ne me contentai pas, pour la recouvrir, d'un morceau de conjonctive bulbaire mais j'enlevai la *palpebra tertia* d'un lapin, j'en excisai le cartilage, et la muqueuse qui recouvre les deux faces de celui-ci me fournit un lambeau d'une étendue suffisante. Mais comme ce lambeau n'avait pas appartenu à une même surface, j'eus beaucoup plus de mal à l'étendre et à l'assujettir. Malgré l'application de cinq points de suture, sa coaptation ne fut pas si égale ni si intime que dans le premier cas. Peut-être faut-il aussi en attribuer la cause au tissu cicatriciel sous-jacent, car, comme je l'ai dit, l'enfant avait été opéré deux fois. De plus, il était très-remuant, ne supportait pas l'appareil de pansement, criait, pleurait, ouvrait les yeux et se les frottait. Aussi, ne m'étonnai-je pas le

lendemain que la muqueuse transplantée se fût en partie soulevée, en -
roulée, et qu'elle présentât une coloration de mauvais augure.

J'avais désespéré du succès de l'opération, lorsqu'à ma grande sur-
prise je reconnus, après quelques jours, qu'environ un tiers seulement
de la greffe était mortifié et s'était détaché, tandis que le reste offrait
une adhérence parfaite.

Ainsi, la transplantation d'un tissu composé, d'un animal sur l'homme,
recevait une démonstration nouvelle. Le résultat de l'opération, bien
qu'incomplet, peut passer pour très-satisfaisant : la cornée est libre
dans toute son étendue ; la conjonctive bulbaire s'est creusé une gouttière d'environ 5 millim. de profondeur, de sorte qu'avec la restitution
d'une mobilité normale toute difformité a disparu.

A la séance du 21 mai 1874 de la Société de médecine
pratique, M. Gillet, de Grandmont, a présenté un malade
qui fait le sujet de l'observation suivante (1) :

Obs. XXII. — M. Disson, 28 ans, employé, se présente à ma clinique
le 23 avril 1874. Il porte à l'œil gauche une adhérence de la paupière
inférieure avec le globe oculaire. Ce symblépharon, résultat d'une
blessure, date de dix-sept ou dix-huit ans. Il est caractérisé par une
bride cicatricielle qui occupe le cul-de-sac conjonctival et toute la hau
teur de la paupière dans ses deux tiers externes. La cornée est libre de
toute adhérence, mais les connexions sont si fortes que les mouvements
d'élevation et de latéralité de l'œil sont, sinon impossibles, du moins
très-limités.

La bride avec la conjonctive saine du voisinage est détachée en totalité de ses adhérences à la paupière, depuis le bord libre jusqu'au cul-
de-sac oculo-palpébral ; les adhérences au globe sont au contraire con-
servées. L'œil, dès lors, recouvre la jouissance de tous ses mouvements.

Ce lambeau flottant, constitué par le *frenum* et une portion de la
conjonctive saine, va servir à reconstituer le cul-de-sac oculo-palpébral
sans l'existence duquel il n'y a pas de guérison possible.

Pour obtenir ce résultat, j'ai appliqué l'anse que Snellen adopte dans
l'opération de l'ectropion, et afin de remédier à la dénudation de la
face interne de la paupière, j'ai recours à la transplantation de conjonctive de lapin.

Sur un de ces animaux non endormi, j'enlevai un lambeau conjonctival de 2 centimètres de long sur 1 cent. de large et je l'appliquai immédiatement par sa face cruentée sur la face interne de la paupière du

(1) Courrier médical, 1874, p. 221.

malade, celle-ci ayant été préalablement bien étanchée et je l'y fixai :
1º par une suture traversant toute l'épaisseur de la paupière ; 2º par
deux points de suture, faits à l'aide d'une soie fine, entre la conjonctive
du malade et le lambeau du lapin.

L'opération, qui fut pratiquée avec l'aide des docteurs Beauvoisin et
Thévenet, le 6 mai, fut laborieuse, mais elle a donné un résultat très-
satisfaisant. Le cul-de-sac oculo-palpébral s'est reconstitué et trois
greffes, correspondant aux trois sutures, ont contracté adhérence et sont
devenues le centre d'une cicatrisation rapide destinée à prévenir toute
récidive.

Dans la séance du 1ᵉʳ octobre 1874 de la Société de médecine pratique, l'auteur a présenté de nouveau le même malade et l'on a pu
constater que la guérison s'est parfaitement maintenue malgré la résorption ultérieure des îlots de greffe conjonctivale dont chacun avait
pu noter l'existence à la face interne de la paupière, quatre mois auparavant.

A la même séance, M. Gillet de Grandmont, présenta un
second malade dont voici l'observation :

Obs. XXIII. — J.-B. Murâlet, 37 ans, lamineur aux forges de Pamiers
(Ariége), eut, il y a deux ans, une brûlure à l'angle interne de l'œil
gauche, occasionnée par la projection d'un petit fragment de gangue
incandescente.

Le chirurgien, appelé à la hâte, retira les fragments implantés et au
bout de deux mois la cicatrisation était complète, mais il y avait symblépharon.

Deux mois environ après l'accident, le chirurgien pratiqua la division
des brides et l'isolement du globe avec les paupières sous lesquelles il
introduisit une bague d'or qui resta autour de l'œil durant 22 jours.
Mais à mesure que la cicatrisation fit des progrès, la bague fut repoussée
et finalement expulsée.

Lorsque les adhérences se furent de nouveau reproduites, comme
elles gênaient les mouvements de la paupière supérieure, le chirurgien
tenta, sans toucher au voile inférieur, de dégager la paupière. Ce fut
en vain ; l'union se rétablit plus intense qu'avant et l'on assista même
dès lors au développement d'une bride cicatricielle réunissant les deux
paupières entre elles, et les soudant au globe en recouvrant toute là
partie interne de la conjonctive palpébrale et la cornée dans les 9/10
de son étendue.

Quand le malade vint me trouver, les mouvements de l'œil étaient
très-limités et douloureux ; ils produisaient même un retentissement
pénible dans l'œil sain.

Voici l'état du blessé le 3 septembre 1874 : Les deux paupières sont remplacées par une bride cicatricielle qui a fait disparaître l'ouverture palpébrale dans ses 2/3 internes. Le tiers externe seul de la paupière supérieure persiste avec son bord ciliaire intact, tandis que le quart à peine subsiste libre à la paupière inférieure. La bride recouvre la cornée dans ses 9/10 environ. C'est à peine si on distingue une légère bande kératique libre, tout le reste de cette membrane étant caché sous la cicatrice qui prend en ce point une teinte bleuâtre. L'angle externe de l'œil est libre ; on y voit la conjonctive saine.

A l'aide d'un stylet introduit par l'angle externe sous la paupière supérieure, je constate que le symblépharon laisse libre les 2|3 externes de ce voile ; la paupière inférieure, au contraire, est soudée dans toute son étendue. Le lac lacrymal, quoique reconnaissable à une petite dépression, ne permet pas l'introduction d'un stylet sous la bride qui soude intimément entre elles la sclérotique, la cornée et les paupières.

L'opération fut pratiquée le 4 septembre. Sa durée fut de deux heures et demie. Le malade ne put être, à cause de sa grande agitation, soumis que quelques instants aux inhalations de chloroforme.

1er *temps*. Au niveau de l'ancienne commissure des paupières, division de la bride, dégagement de la cornée et de la sclérotique à l'aide du bistouri et des ciseaux.

2e *temps*. Décollement des téguments de la paupière inférieure d'avec le muscle orbiculaire ; jusqu'au niveau de l'os malaire. Décollement de la paupière supérieure dans toute la portion correspondante au symblépharon d'avec le muscle orbiculaire jusqu'au niveau de l'arcade sus-orbitaire.

3e *temps*. Pour la paupière inférieure, division des téguments suivant une ligne partant de l'angle interne et descendant verticalement le long du nez et suivant une ligne horizontale partant de l'angle externe et longue de 2 centim.

Pour la paupière supérieure. division des téguments suivant deux lignes ; l'une partant de l'angle interne et montant obliquement vers la tête du sourcil, l'autre montant verticalement à partir de la portion saine de la paupière.

4e *temps*. Inflexion des téguments mobilisés en les faisant basculer sur le cartilage tarse de façon à placer la face épidermique en contact avec le globe oculaire. Pour les maintenir dans cette position, application de points de suture traversant l'épaisseur des paupières et venant ressortir au niveau de l'apophyse malaire ou de l'arcade sus-orbitaire où ils sont liés sur de petits rouleaux de sparadrap pour empêcher la mortification.

5e *temps*. Sutures destinées à réunir les téguments divisés.

6e *temps*. Glissement de la conjonctive saine de l'angle externe de l'œil vers la partie inférieure du globe où elle est fixée par un point de suture.

Le résultat immédiat de cette opération fut le dégagement de la cornée, dont la transparence permit la vue des doigts, et la reconstitution de deux paupières jouissant d'une mobilité suffisante pour recouvrir la presque totalité du globe.

L'inflammation consécutive fut très-modérée ; dès le lendemain et les jours suivants, les fils purent être successivement enlevés, sutures conjonctivales et cutanées. Les fils de traction ressortant sur la joue furent enlevés seulement neuf jours après l'opération, c'est-à-dire le 12 septembre.

Le 13, l'inflammation est tombée entièrement ; l'œil s'ouvre davantage ; la paupière supérieure est plus mobile, la cornée plus apparente. Le cul-de-sac correspondant au point où étaient les fils de traction persiste, mais la soudure s'est faite dans la partie moyenne.

La soudure de la conjonctive bulbaire déplacée par glissement est accomplie à la partie inférieure de la cornée.

Le globe est granuleux et prêt à reproduire le symblépharon et l'ankylo-blépharon.

Le 16 septembre, dernier temps de l'opération, transplantation de conjonctive de lapin.

Sur la portion externe du globe de l'œil d'un lapin non chloroformé, j'enlève un lambeau conjonctival de 2 cent. de long sur 1 1[2 de large. Je le porte immédiatement chez le malade sur toute la surface granuleuse correspondant à l'espace compris entre l'ouverture palpébrale et je le maintiens dans cette position au moyen de six points de suture. Pansement compressif.

Le 17. Les pièces de pansement sont couvertes d'un peu de pus. Deux points de suture sont tombés ; une portion du lambeau semble réduite en putrilage ; mais lorsqu'on cherche à enlever à l'aide des pinces les fragments sphacélés, on peut constater une adhérence établie au niveau de tous ou de presque tous les points de suture.

Le 18. Les fils sont enlevés, l'œil reste à découvert.

Le 21. La greffe conjonctivale a bien pris ; elle recouvre toute la surface granuleuse d'une couche muqueuse qui apparaît avec une teinte blanchâtre.

Le 1er octobre. Les membres de la Société de médecine pratique purent constater que la paupière inférieure avait contracté de nouvelles adhérences avec le globe et que la peau, au lieu de se transformer en muqueuse au contact du globe, s'était déplissée d'elle-même, contrairement à l'assertion de Dieffenbach, et avait repris sa position primitive ; que la paupière supérieure restait libre de toute adhérence ; que la greffe conjonctivale persistait ; que la cornée, cachée en partie sous la paupière supérieure, avait recouvré presque sa transparence

normale et que le malade illétré pouvait voir tous les gros objets avec
le verre + 5, attendu que dans le traumatisme il avait perdu son cris-
tallin.

Ces observations prouvent que le succès de la greffe de
l'animal à l'homme ne dépend pas d'un degré élevé de rappro-
chement ou de parenté dans le système zoologique. Elles
prouvent aussi que l'adhérence sur surface cruentée est assez
facile, mais il faut reconnaître que la région se prête admirablement au succès de l'opération. En effet, la greffe se
trouve appliquée et maintenue ainsi par la paupière, qui, de
plus, est très-vasculaire, très-souple, et entretient autour
d'elle une douce chaleur, propre à exciter la vitalité dans un
lambeau, ainsi placé dans un appareil d'incubation, si propre
à réveiller et à entretenir la vie dans un tissu organisé.

CHAPITRE IV.

§ 1. EXAMEN CRITIQUE DES DIFFÉRENTS PROCÉDÉS EMPLOYÉS DANS LES TRANSPLANTATIONS CUTANÉES.

Bien que dans plusieurs observations nous ayons indiqué
le manuel opératoire employé par leurs auteurs, nous crain-
drions d'être incomplet si nous ne passions pas rapidement
en revue les procédés qui nous paraissent les plus favorables
pour assurer le succès de l'opération.

On choisira pour faire l'emprunt, une région dont la peau
souple et mobile permette facilement de soulever un pli et
contienne le moins possible de tissu cellulo-adipeux et de
veines volumineuses : les parties antéro-externe et supérieure
de l'avant-bras ou de la jambe paraissent les plus convena-
bles sous ce rapport, mais on comprend que parfois le malade
aura une prédilection pour une région et que le chirurgien
devra y souscrire sauf une contre-indication formelle.

On pourra, à l'exemple des Indiens, fustiger, frictionner

vivement la peau, ou bien, comme l'a pratiqué M. Lefort, appliquer pendant quelques minutes un sinapisme, afin de déterminer dans la greffe un afflux plus considérable de sang, et un emmagasinement de matériaux nutritifs, qui puissent servir à la greffe pendant qu'elle sera livrée à ses propres ressources, et en attendant que ses relations vasculaires soient de nouveau rétablies. On a remarqué que la partie fustigée diminue d'abord de température, et que ce n'est qu'au bout de quelques minutes que celle-ci augmente sensiblement ; on devra donc attendre que la réaction soit survenue, c'est-à-dire 8 ou 10 minutes, pour tailler le lambeau.

On soulève alors avec l'index et le pouce de la main gauche un pli de peau suffisant pour qu'après la rétraction, qui survient aussitôt après l'ablation, et qui lui fait perdre près de la moitié de son étendue, il offre encore les dimensions voulues ; puis on traverse ce pli de part en part, par le milieu, avec un bistouri à lame étroite, et on taille ainsi par transfixion les deux moitiés. On débarrasse le lambeau du tissu cellulo-adipeux qu'il pourrait contenir, et on l'applique immédiatement sur la perte de substance qui aura été nettoyée avec soin, et rendue exempte de toute impureté, pus, pommade, ou autre corps étrangers, si elle est granuleuse ; caillots sanguins ou sang liquide si elle est cruentée. On fera bien de faire affronter exactement les bords de la greffe avec ceux de la plaie, puis on recouvrira le tout de baudruche gommée maintenue elle-même par une couche de collodion élastique afin d'éviter complètement l'entrée de l'air et des germes atmosphériques. On appliquera ensuite plusieurs couches d'ouate afin de maintenir une chaleur uniforme autour de la greffe et de pouvoir exercer sur celle-ci une douce compression au moyen d'un bandage approprié. On prescrira un repos absolu et on ne lèvera l'appareil ouaté que 4 ou 5 jours après l'opération. On verra alors à travers la baudruche comment

s'est comportée la greffe, et, s'il n'y a pas d'indication ur-
gente, on remettra immédiatement le pansement ouaté. Si la
baudruche était un peu décollée ou soulevée par du liquide,
on donnerait issue à celui-ci par une petite piqûre qu'on re-
fermerait après avec un petit morceau de baudruche gommée
et une couche de collodion. Cet enduit protecteur et imper-
méable est comme un épiderme artificiel, et la cicatrisation
doit s'opérer sans suppuration comme dans les plaies sous-
cutanées. Il nous semble indispensable au succès de laisser
la baudruche jusqu'à cicatrisation complète et de faire le pansement avec les plus grands ménagements afin de ne pas
détruire les faibles connexions qui peuvent exister. Si les
greffes paraissent en bon état, tout sentiment de curiosité
devra être exclu et nous ne saurions trop insister pour proscrire toutes ces petites manœuvres telles que piqûres, tractions, pincement, faites pour s'assurer de la vitalité du lambeau, et qui suffisent souvent pour compromettre le succès
de l'opération.

La section du pli cutané est si vite faite qu'il vous semble
inutile, à moins d'un excès de pusillanimité de la part du
sujet, de recourir à la congélation de la peau, comme le
pratique habituellement M. Ollier, pour éviter au malade une
douleur qui est peut-être moins pénible que celle de la congélation. Dans ces conditions la greffe doit être *moins vivante*,
si je puis m'exprimer ainsi, et moins apte à se souder.

Nous transcrivons ici les quelques lignes qui expriment
l'opinion de l'éminent chirurgien de Lyon (1).

« En transplantant de larges lambeaux cutanés, et en les
multipliant, je puis recouvrir en une seule séance la plus
grande étendue de la surface d'une plaie, et la guérison a
lieu alors par un processus tout autre que dans les greffes
qui ont été pratiquées jusqu'ici.

(1) Note à l'Académie des sciences, 18 mars 1872.

Armaignac.   8

On peut prendre le lambeau cutané soit sur le sujet lui-même, soit sur d'autres individus. Nous avons pris la plupart de nos greffes sur des membres amputés, à la suite d'accidents, chez des hommes sains d'ailleurs. Dans les cas où nous avons été obligé de les prendre sur le sujet lui-même, nous avons, pour éviter la douleur de l'opération, mis à profit un fait expérimental que nous avons, il y a plus de dix ans, communiqué à l'Académie, c'est-à-dire la possibilité de greffer des tissus soumis à de très-basses températures.

A cette époque nous démontrâmes que des lambeaux de périoste gelés, puis transportés sous la peau d'un autre animal pouvaient, non-seulement reprendre vie, mais encore produire du tissu osseux.

Nous avons, pour pratiquer nos greffes cutanées, appliqué sur la peau un mélange refrigérant (glace pilée et sel). Une fois la peau gelée, c'est-à-dire devenue blanche, exsangue et insensible, nous avons taillé des lambeaux comprenant la totalité du derme, et qui, transportés sur une plaie, s'y sont greffés parfaitement. »

Voilà pour la greffe à larges lambeaux ou à lambeau unique. M. Ollier ne paraît avoir employé plusieurs lambeaux que lorsque l'étendue de la plaie l'y a contraint, tandis que M. Wecker en a fait un procédé à part, qu'il a désigné sous le nom de *greffe en mosaïque*, et il paraît l'avoir employé quelques mois avant M. Ollier pour la blépharoplastie. En effet, la première opération publiée par le professeur de Lyon a été exécutée au mois de juillet 1872 (obs. IV), tandis que celle de M. de Wecker (obs. V) a été pratiquée au mois de mars de la même année. Ce dernier auteur préfère enlever successivement plusieurs petits lambeaux cutanés à la face nterne du bras ou de l'avant-bras, en soulevant un mince pli dé peau, qu'il traverse avec un bistouri, et dont il achève la section avec des ciseaux courbes. Ces greffes, qui, une fois rétractées, mesurent 6 ou 8 millimètres dans les divers sens

sont étalées soigneusement à l'aide d'un stylet mousse sur
la plaie qu'il s'agit de combler, de sorte que pour une perte
de substance de 3 à 4 centimètres il faut environ 15 à 20
petits lambeaux. L'auteur termine le pansement comme nous
l'avons indiqué précédemment. Ce procédé est très-avanta-
geux quand il s'agit de recouvrir une surface irrégulière et à
fond inégal, comme l'est la paupière après l'opération de l'ectropion, et les petits fragments cutanés peuvent parfaitement
s'adapter à toutes les sinuosités de la plaie. D'un autre côté,
après l'adhérence, il n'y a pas cette saillie souvent difforme
qu'on observe après les greffes cutanées de grandes dimensions, et les cicatrices linéaires, qui séparent les lambeaux,
maintiennent ces derniers, et ne peuvent causer de rétraction sensible, car la mince couche de tissu cicatriciel qui
sépare les greffes a son action rétractile divisée dans tous les
sens, pour ainsi dire, et porte sur des parties cutanées in-
tactes dont l'élasticité normale contrebalance son action.

M. de Wecker est partisan absolu de la greffe en mosaïque
pour tous les cas de blépharoplastie dans lesquels il y a une
plaie en suppuration et il a le soin de dire que quand il s'agit
de prévenir l'ectropion, à la suite d'une brûlure profonde,
par exemple, il faut attendre que la perte de substance, résultant de la chute d'une eschare ou d'une ulcération, ait
été comblée par des bourgeons charnus de bonne nature, ce
qui exige deux semaines au moins ; ce n'est qu'alors qu'on
peut employer la greffe dermique. « Cependant, ajoute-t-il,
la dimension des greffes varie avec l'époque de leur inser-
tion. Cette dernière est-elle faite sur une surface saignante à
contours réguliers, un seul lambeau, embrassant toute l'é-
tendue de la plaie, est préférable, car la coaptation d'un tel
lambeau donne lieu à moins de lignes cicatricielles dont l'ensemble produit toujours un effet choquant. » Ici, selon nous,
l'auteur a le tort de trop généraliser et de ne voir que les
avantages du lambeau unique, sans songer que très-souvent

une partie plus ou moins considérable de la greffe se mortifie et oblige alors le chirurgien à une seconde intervention, dans des conditions moins favorables que la première fois, à cause de la suppuration et de l'élimination de la partie sphacélée. D'un autre côté la saillie plus ou moins considérable du lambeau sera au moins aussi disgracieuse que les petites cicatrices linéaires qu'on a voulu éviter.

« On pourra effectuer l'emprunt, dit le Dr Masselon (1), sur le sujet lui-même, sur une autre personne, qui voudra bien se prêter à cette donation, ainsi que du reste M. Ollier l'a pratiqué. Récemment même nous avons vu s'établir un curieux trafic entre les malades : la peau qu'il était nécessaire d'emprunter pour une opération se payait au donateur à raison de 10 francs par centimètre carré. »

M. de Wecker, avons-nous dit, n'emploie la greffe en mosaïque que lorsque la plaie est suppurante. Sur plaie cruentée il transporte des lambeaux de grandeur maximum (2 à 4 centimètres) qu'il fixe sur les côtés avec de la soie très-fine pour en obtenir la parfaite coaptation et une immobilité absolue.

Le savant ophthalmologiste conseille aussi, lorsqu'on ne peut faire autrement, d'employer de la peau d'animal prise dans une région où elle se rapproche sensiblement de celle de l'homme, mais d'après ce que nous avons vu sur le sort des zoogreffes, nous avons peu de confiance dans ce dernier procédé.

Un point sur lequel nous ne partageons pas complètement son avis, c'est sur la manière de tailler les lambeaux dans la greffe en moaïque. Il nous semble qu'il est moins douloureux pour le malade de souffrir l'ablation d'un lambeau unique de grande dimension, qui peut se faire en quelques secondes, que de supporter successivement 15 ou 20 petites

______

(1) Relevé statistique de la Clinique ophthalmologique du Dr de Wecker, 1874.

incisions dont chacune exige le même temps employé pour enlever le grand lambeau. D'un autre côté il sera préférable d'avoir une seule plaie, ou deux au plus, qui, quoique d'une étendue assez considérable, pourront se réunir par première intention et laisser ainsi une cicatrice peu apparente.

Ayant expérimenté nous-même, sur les animaux, les sections cutanées pratiquées avec des ciseaux et avec des instruments tranchants, nous accordons à ces derniers non-seulement la préférence mais une immense supériorité, et nous en conseillons l'emploi unique et exclusif, tant pour tailler le grand lambeau que pour diviser ce dernier en fragments plus petits.

Les ciseaux, en effet, ne sont autre chose qu'une variété d'écraseur, et chacun a pu remarquer que les sections qu'on pratique avec ces instruments fournissent généralement beaucoup moins de sang que celles qui sont produites par un instrument tranchant. Par leur mode d'action les ciseaux ne divisent les parties qu'après les avoir plus ou moins comprimées et écrasées, et bien que cette compression ne porte que sur un espace linéaire elle suffit pour que la surface de section diffère notablement de celle qui est produite par un bistouri.

Dans les greffes, où les tissus doivent être ménagés le plus possible, afin de leur laisser la plus grande somme de vitalité, ce petit détail opératoire nous paraît avoir une importance sur laquelle les auteurs n'ont pas insisté jusqu'à ce jour.

Dans nos expériences sur les animaux nous n'avons jamais pu obtenir l'adhérence des lambeaux à leur périphérie toutes les fois que nous les avions enlevés avec des ciseaux, tandis que nous l'avons obtenue dans les cas où le lambeau avait été coupé avec un bistouri.

TRANSPLANTATION DE CONJONCTIVE.

M. J. Wolfe, qui le premier a pratiqué des transplantations de conjonctive (obs. XIV, XV), a joint des planches à ses observations (1), mais il ne donne pas beaucoup de détails opératoires, et si l'on devait en croire les figures, le lambeau serait réuni instantanément par les côtés et tenu appliqué comme par enchantement par 4 points de suture seulement. Nous aimons mieux accuser le dessinateur d'inexactitude, que l'auteur de mauvaise foi, et nous allons décrire l'opération telle que la pratique M. de Wecker.

Après avoir endormi le lapin, écarté les paupières et renversé en dehors la *membrana nictitans*, on dégage toute la conjonctive oculaire et celle du cul-de-sac afin d'obtenir un large lambeau, mesurant 3 à 3 1⁄2 centimètres de longueur sur 1 à 1 1⁄2 de largeur. Ce lambeau est établi sur une plaque de verre placée sur un vase rempli d'eau chaude, en ayant soin de bien placer la surface épithéliale de la conjonctive en dehors pour ne pas confondre les deux surfaces. La conjouctive s'accolle très-exactement au verre.

Ce n'est qu'après avoir tout préparé pour la transplantation que l'on décolle les paupières et que l'on avive les parties sur lesquelles doit reposer le lambeau conjonctival. Tout écoulement de sang étant arrêté, on renverse la paupière inférieure (s'il s'agit d'un symblépharon inférieur) et on attire le globe de l'œil fortement en haut; on étale alors soigneusement la conjonctive sur la plaie, puis à l'aide de soie anglaise très-fine, on commence à réunir tout autour les bords du lambeau avec les lèvres de la plaie. Les premières sutures sont surtout difficiles à placer, à cause de la mobilité et de la minceur du lambeau.

(1) Annales d'oculistique, t. LXX, p. 225, 1873.

Pour fixer une greffe recouvrant tout le cul-de-sac inférieur, ainsi que la portion inférieure du globe oculaire, il ne faut pas moins d'une vingtaine de sutures ; celles-ci doivent rester en place jusqu'à ce qu'elles s'éliminent d'elles-mêmes. En outre, il sera bon de placer au milieu du lambeau une suture en anse qui pénétrera à travers la peau de la joue à la manière de la suture dont Snellen fait usage pour l'ectropion. Ce n'est que de cette façon qu'on obtiendra un contact intime du lambeau transplanté avec la surface avivée, condition indispensable pour le succès de la greffe.

L'œil sera maintenu fermé sous un bandeau légèrement compressif, et les pansements se feront avec de grandes précautions et beaucoup de ménagement. S'il survenait une inflammation trop vive , on pourrait appliquer des cataplasmes émollients et l'on prescrirait un repos absolu au lit.

§ 2. — PRINCIPALES INDICATIONS DE LA GREFFE.

Si la greffe cutanée a été quelquefois employée pour hâter la cicatrisation de certaines plaies, dans le but unique d'abréger la durée du traitement et de rendre les cicatrices moins apparentes, il est aussi des cas qui la réclament plus impérieusement, lorsqu'il s'agit, par exemple, de prévenir ou de guérir une difformité de la face, non-seulement choquante et hideuse à la vue, mais qui peut encore par sa présence troubler les fonctions de l'œil ou en abolir complètement l'usage. On comprend que nous voulons parler de l'éctropion et surtout de l'éctropion traumatique.

« Les indications qui se présentent en chirurgie oculaire pour la greffe, dit M. Wecker, dont la parole autorisée en pareille matière mérite d'être rapportée, me paraissent être pour le moment les suivantes :

1° La greffe doit toujours être employée dans tous les cas de brûlures des paupières ou des parties environnantes qui déterminent des plaies suppurantes, dont la cicatrisation vicieuse menace de déformer ou de déplacer les paupières. Je n'hésite pas à dire que si actuellement on voit encore si fréquemment des ectropions par brûlure, on doit en accuser le médecin qui n'a pas eu recours à temps à la greffe. Celle-ci, outre l'immense avantage de prévenir une cicatrisation vicieuse, a encore le sérieux bénéfice de couper court à la suppuration, si désagréable surtout lorsqu'il s'agit de plaies du visage, et d'accélérer considérablement la guérison.

2° La greffe peut être avantageusement employée dans les cas d'ectropion partiel ou total des paupières, suite d'une rétraction eicatricielle qui s'est opérée dans leur voisinage (brûlures, caries, fractures, etc.). Il faut ici, en dégageant la paupière de la cicatrice rétractée, laisser entre le bord palpébral et la section destinée au dégagement un pont assez large, 1 centim. 1⁒2 à 2 centim. et réunir les paupières dont les bords ont été préalablement avivés, soit partiellement, soit en totalité, suivant qu'il s'agit d'uu ectropion partiel ou total. Il faut, en pareille circonstance, n'avoir d'abord en vue que la réunion nette du bord palpébral, et, à cet effet, librement dégager toutes les adhérences et toutes les brides qui retiennent la paupière renversée. La grandeur de la plaie à faire, sur la joue ou sur le front, ne doit donc nullement préoccuper l'opérateur.

La greffe n'est faite dans cette plaie que le septième ou huitième jour, lorsqu'elle est bien entree en suppuration, et que les bords se sont bien effacés. Au moment de la greffe on est alors parfaitement édifié sur la réussite de la tar‑sorrhaphie.

Si la part que prend la greffe dans la guérison d'un ectropion peut prêter à discussion, il n'en sera pas de même dans l'indication suivante :

2° *La greffe dermique peut remplacer avec avantage la plupart, sinon tous les procédés de blépharoplastie.* Quel opérateur n'a pas éprouvé un serrement de cœur, lorsque, dans le cas de destruction des paupières ayant déjà occasionné une difformité considérable, il lui a fallu porter le bistouri au voisinage de l'œil non défiguré par les cicatrices? Et n'est-on pas constamment poursuivi par cette idée que les méthodes les plus ingénieuses de glissement et de transplantation du lambeau venant à manquer, on met son malade dans une position plus critique que celle où il se trouvait auparavant? La greffe, lors même qu'elle ne réussira pas, n'aura jamais à s'adresser ce dernier reproche et l'avenir prouvera si, au point de vue cosmétique, elle ne l'emporte pas sur les autres méthodes.

4° *La greffe doit être employée dans tous les cas où les paupières ont subi, par accident ou par suite d'une opération, une perte de substance considérable laissant une plaie suppurante.*

Comme dans cette dernière indication il s'agit surtout de l'ablation de cancroïdes, on fera peut être bien de prendre les greffes, si on le peut, sur un autre sujet parfaitement sain. Il est vrai que dans les cas où il existe une perte plus ou moins grande du bord palpébral, la greffe ne peut guère restaurer ce bord enlevé, mais on aura le grand avantage d'obtenir une guérison très-prompte de plaies qu'on craint toujours de voir dégénérer jusqu'à leur complète cicatrisation.

A ce propos nous dirons que Philips (1) se loue beaucoup de la transplantation de larges lambeaux cutanés, pourvus de

_____

(1) Esquisse physiologique des transplantations cutanées. Bruxelles, 1839.

pédicule, sur la perte de substance occasionnée par l'ablation d'un néoplasme de mauvaise nature. Cet auteur cite de nombreuses observations dans lesquelles, après cette opération, il n'était point survenu de récidive au bout de plusieurs années. Dans certaines régions, et dans les cas de tumeurs considérables, qui laissent après elles une vaste plaie, il serait peut-être difficile de se procurer des lambeaux cutanés suffisants pour combler entièrement la perte de substance, à moins de les prendre sur des membres amputés, ce qui serait toujours praticable dans les hôpitaux, et peut-être l'autoplastie, comme la pratiquaient Philips et Dieffenbach, serait d'une application plus facile, surtout si le malade ne voulait pas se résoudre à porter un lambeau de la peau d'autrui ; mais pour certains cancroïdes peu volumineux et pour quelques autres tumeurs malignes de la face, la greffe serait peut-être un moyen d'empêcher les récidives, si fréquentes dans cette région, et viendrait justifier et confirmer les espérances de Philips et offrirait une ressource thérapeutique inattendue, dans un genre d'affections si communes, et en même temps si désastreuses pour le malade, et si désespérantes pour le médecin.

Dans les cas de brûlures profondes de la main, pour prévenir la syndactylie ou pour guérir cette affection si elle s'est déjà produite, la greffe peut être d'un grand secours, car souvent c'est le seul genre d'autoplastie qu'il soit possible de pratiquer dans une région dont tous les téguments sont détruits ou profondément altérés. Nous croyons nous rappeler que M. Ollier a employé avec succès dans un cas analogue la greffe dermo-épidermique, à laquelle du reste on aura toujours le temps de recourir si la première ne réussit pas.

Dans l'atrésie buccale, suite de brûlure ou de cicatrices succédant à l'ablation d'une tumeur, la greffe pourra aider puissamment les divers procédés d'autoplastie employés contre cette affection, et, toujours inoffensive, si elle ne réussit pas elle ne s'opposera nullement à l'emploi des autres moyens.

Nous ne pouvons faire ici une énumération fastidieuse de tous les cas où la greffe peut être employée et qui peuvent varier à l'infini. Ce sera au chirurgien et aux circonstances locales de décider dans quelles limites ce procédé pourra aider à faire les restaurations et nous croyons fermement que très-souvent, s'il n'est pas employé seul, du moins il aidera puissamment les méthodes autoplastiques ordinaires et en facilitera l'application en les rendant plus simples et en même temps plus efficaces.

La greffe conjonctivale paraît être appelée à rendre principalement des services dans les cas de symblépharon complet et dans les soudures des paupières avec atrophie de l'œil, ainsi qu'on l'observe après la diphthérie coujonctivale, les brûlures avec la chaux, etc. Dans ces cas, le dégagement des paupières rendra possible l'application d'une plaque d'émail, et, pour ce motif, sera souvent d'un grand bienfait pour certains malades, heureux de pouvoir par ce moyen cacher une difformité pour le moins très-choquante.

Trois indications particulières, dit M. Masselon, se rencontrent pour cette greffe : 1° Nous signalerons le symblépharon partiel, pour lequel M. Wolfe l'a employée le premier, et où la greffe est rendue d'autant plus aisée, qu'en se servant de la conjonctive du sujet pour garnir la paupière détachée, on ne tapisse avec le lambeau conjonctival, provenant de l'animal, que la surface du globe de l'œil. On obtient ainsi un support régulier pour la partie à greffer, en temps que la paupière exerce une coaptation continue. 2° La seconde indication est relative à la formation d'un cul-de-sac nouveau, pour le support d'une pièce, en garnissant de conjonctive, à la fois le globe de l'œil et les paupières. L'opération rencontre dans son exécution et offre pour sa réussite des obstacles bien plus sérieux, mais elle doit être tentée néanmoins attendu que c'est exclusivement par la greffe que l'on peut atteindre le but qu'on se propose.

La troisième indication résulte du raccourcissement progressif des culs-de-sac conjonctivaux (symblépharon postérieur), avec développement de xérophthalmie, comme on l'observe après certaines affections graves de la conjonctive (granulations, diphthérie, pemphigus, etc., ou même à la suite de l'usage prolongé d'une plaque d'émail). Des lambeaux conjonctivaux sont alors interposés entre les paupières et le globe de l'œil, dont la surface est en voie de desséchement.

Quant aux transplantations de cornées, ce que nous en avons déjà dit suffit pour en donner les indications. Toutefois, nous croyons qu'ici les expériences sur les animaux sont utiles, et même indispensables, pour jeter quelque jour sur la question qui, jusqu'ici, et malgré les efforts louables des médecins qui s'en sont occupés, est restée presque à l'état embryonnaire ét exige, pour être résolue, de longues et patientes recherches. Avis aux chercheurs et à ceux que la gloire de l'immortalité, qui s'attachera à une semblable découverte, poussera dans cette voie, et que les générations proclameront bienfaiteurs de l'humanité!

§ 3. — HISTOLOGIE DE LA GREFFE CUTANÉE.

D'après les expériences de M. P. Bert sur les greffes de queues de rat, il résulterait que les relations vasculaires entre la partie transplantée et les tissus ambiants, sont déjà établies au bout de quarante-huit heures, ce qui a été démontré par les injections. Malheureusement, nous n'avons pu nous-même vérifier si le même fait a lieu dans les greffes cutanées, vu l'insuffisance du matériel opératoire dont nous disposions, mais ce que nous avons constaté très-souvent, c'est que trois ou quatre jours après la greffe, l'excision de la portion superficielle de l'épiderme, arrivant à peine jusqu'à la couche de Malpighi, ainsi que nous avons pu le constater plus tard par l'examen microscopique de la pièce, était suivie d'une légère exsudation sanguine en tout semblable à celle qui se produit sur l'épiderme normal.

Pour que cela eût lieu, il fallait bien que la circulation ne fût pas interrompue entre les tissus sous-jacents et la partie greffée. Néanmoins, cette fonction doit subir une notable perturbation ; car, dans la plupart des cas, l'épiderme se détache au bout de quelques jours ; tantôt c'est la couche cornée seule qui s'exfolie ; tantôt toute la membrane éprouve le même sort. Dans tous les cas que nous avons observés sur les animaux, déjà, au bout de cinq jours, les cellules du réseau de Malpighi étaient en partie ramollies et déformées : la substance intercellulaire était devenue plus fluide et fortement granuleuse ; les noyaux étaient vésiculeux ou avaient disparu. Nous croyons cependant que sur l'homme les choses doivent être quelquefois un peu différentes, car la facilité du pansement peut faciliter et hâter singulièrement l'adhérence du lambeau, et, par suite, éviter la chute de toute l'épaisseur de l'épiderme. On comprend qu'alors la couche cornée ne tarde pas à se reformer par suite d'un surcroit d'activité dans la prolifération, comme nous le verrons plus loin quand nous traiterons de l'épidermisation. On ne décrit généralement que deux couches dans l'épiderme : une couche superficielle formée de cellules aplaties, sans noyau apparent, et tout à fait inerte, et une couche profonde formée de cellules jeunes, polyédriques ou plus ou moins arrondies, et contenant un beau noyau finement granuleux. Cependant, il existe une couche moyenne dont la présence est surtout bien mise en évidence par l'action des matières colorantes, et principalement par le carmin et l'indigo. En effet, tandis que les deux autres couches se colorent rapidement et fortement par les agents dont nous venons de parler, celle-ci résiste complètement à leur action, et reste d'une couleur jaunâtre au milieu de laquelle on aperçoit très-distinctement des noyaux très-allongés, dont la masse tout entière paraît formée de fines granulations noires (a, fig. 1, pl. II). Cette couche est sans doute celle qui donne à la peau son imperméabilité, et doit jouir d'une vitalité relativement assez notable, comparable à celle des cheveux, des plumes, des ongles, etc. Seulement, la substance cellulaire y est très-homogène et fortement condensée.

Peu à peu, la vitalité s'éteint dans les cellules les plus superficielles, qui, devenues plus molles et moins cohérentes, forment la couche cornée proprement dite, et se colorent à la façon de toute autre matière inerte.

L'adhérence du lambeau cutané paraît se faire exactement comme celle des plaies dans la réunion par première intention.

Sur des coupes de greffes datant de cinq et de huit jours, voici ce que nous avons observé : Le tissu sous-jacent au lambeau est pour ainsi dire infiltré de noyaux embryoplastiques, avec quelques cellules arrondies ou fusiformes : la quantité de ces éléments est surtout considérable dans les parties les plus superficielles ; jamais nous n'y avons vu la moindre trace de prolifération ; les noyaux ont tous exactement les mêmes dimensions, et quelques-uns sont entourés d'une masse de protoplasma soit ronde, soit fusiforme. Du côté de la greffe, on observe exactement la même chose, et l'espace qui sépare les deux surfaces est rempli d'éléments semblables (fig. 4, pl. II). On dirait donc, puisque ici la loi générale de Virchow ne peut être invoquée et qu'il ne reste en présence que la diapédèse et la genèse, que la nature a deux voies pour arriver au même résultat : là où existent des vaisseaux et par conséquent où l'apport des matériaux nutritifs est facile, là aussi se passent les phénomènes les plus actifs de reproduction des éléments par un des deux moyens que nous avons signalés, et peut-être par tous les deux en même temps tandis que dans les parties où la nutrition est plus lente et se fait par une véritable imbibition, là aussi la nature a encore une ressource, qui n'exige que peu de matériaux à la fois, et se fait pour ainsi dire insensiblement, nous voulons parler de la prolifération que nous retrouverons d'une façon si évidente quand nous traiterons de la régénération des épithéliums.

SECTION III.

CHAPITRE PREMIER.

§ 1. — De la greffe épidermique; historique.

I nous semblait que notre travail aurait été incomplet, si nous n'y avions pas ajouté cette troisième partie, et, bien que de nombreuses monographies aient été publiées sur la greffe épidermique, il restait encore à en élucider certains phénomènes interprêtés de diverses façons par les auteurs. Nous avons tâché de résumer en quelques lignes les opinions qui ont cours dans la science, et, après avoir exposé les différents procédés employés depuis Reverdin, et en avoir fait a critique raisonnée, nous avons ajouté un long chapitre consacré à l'histologie de la cicatrisation après les greffes, et de la cicatrisation en général sur laquelle nous avons fait de longues recherches et signalé quelques particularités nou·· velles et importantes. Nous avons été, autant que possible, sobre de théories et de discussions oiseuses, pour ne nous attacher qu'à la question vraiment utile, à la question clinique.

Ceux qui voudront connaître plus à fond le sujet, n'auront qu'à consulter les mémoires originaux déjà publiés, dont nous donnerons plus loin la liste bibliographique, et surtout l'excellent mémoire de J.-R. Reverdin (1) qui les résume à peu près tous.

(1) Archives générales de médecine, 1872, t. XIX, p. 276

Si les autres procédés de greffe animale ont une origine plus ou moins éloignée et incertaine, celui-ci est de date tout à fait récente, et a été imaginé en 1869 par le Dr Jacques Reverdin, alors interne des hôpitaux de Paris.

Ayant observé combien les petits îlots cicatriciels, qui se forment parfois à la surface d'une plaie, hâtent la guérison de celle-ci, Reverdin se demanda s'il ne serait pas possible d'aider la nature, et de greffer au sein des plaies des îlots artificiels, qui auraient pour but d'obtenir ainsi des centres d'épidermisation analogues à ceux qui se développent spontanément.

Ayant fait l'expérience sur un malade, qui fut présenté le 8 décembre 1869 à la Société de chirurgie, le résultat fut celui que l'auteur avait osé espérer, et, non-seulement les petits lambeaux épidermiques restèrent adhérents aux bourgeons charnus, mais bientôt ils commencèrent à s'étendre et à former un îlot de cicatrisation. Encouragé par ce succès, l'auteur continua ses expériences, et obtint des résultats extrêmement remarquables.

Presque aussitôt les chirurgiens les plus distingués des hôpitaux de Paris et de province voulurent essayer ce nouveau moyen thérapeutique, et MM. Gosselin, Guyon, Alph. Guérin, à Paris; Ollier, Duménil, Olivier, Hergott, à Lyon, à Rouen et à Strasbourg, obtinrent les mêmes succès. De France, la greffe épidermique passa rapidement en Angleterre, où M. Pollock la pratiqua, et présenta plusieurs malades à la Société clinique de Londres (1). La méthode passa alors dans la pratique et fut adoptée par un grand nombre de chirurgiens de Londres et d'autres villes : MM. Fergusson, Holmes, Cooper, Bryant, Woodman, Johnson Smith, Fiddes, Barlow, Goldie, Nichols, Nebson, Dolson, etc., etc., publièrent un grand nombre d'observations dans les journaux anglais

(1) Lancet, 19 novembre 1870.

(*Lancet*, *Médical Times and Gazette*, *British Medical journal*).

D'Angleterre la nouvelle méthode se répandit en Allemagne, où des expériences intéressantes furent faites à Vienne, par le professeur Czerny, dans le service de M. le professeur Billroth, et par un médecin russe, dans le laboratoire de M. Stricker. Plusieurs autres médecins : Hofmolk, Nekolitzki, Schulz, etc., pratiquèrent des greffes dans divers pays.

En Italie, quelques observations parurent également en 1871, et, en Amérique, quelques autres vers la même époque.

On peut voir par cet exposé succinct que la méthode de la greffe s'est répandue rapidement un peu partout, et, aujourd'hui que six ans se sont à peine écoulés depuis sa découverte, le nombre des observations publiées est déjà si considérable, qu'il serait fastidieux d'en faire même l'énumération.

Si M. Reverdin a donné à sa méthode le nom de greffe épidermique dès le principe, quoique dans la pratique ce nom ne soit pas tout à fait exact, c'est qu'il lui paraissait démontré que dans le lambeau transplanté composé de tout l'épiderme et d'un peu de derme, ce n'était pas ce dernier qui était actif, mais l'épiderme seul; et que c'était lui qui, en se soudant, déterminait la formation d'îlots cicatriciels qui à leur tour ne produisaient qu'une seule chose : de l'épiderme. « Je dirai même, ajoutait Reverdin, que si pratiquement on pouvait transplanter l'épiderme seul, les greffes n'en réussiraient que mieux. »

Comme il arrive après l'apparition de toute nouvelle méthode, celle-ci n'a pas tardé à subir des modifications plus ou moins importantes, et, après avoir constaté que l'opération, telle que la pratiquait Reverdin, réussissait parfaitement, les chirurgiens, dans un but de perfectionnement bien louable sans doute, ont cherché à faire mieux encore, et, épuisant ainsi la série des variantes opératoires, chacun a voulu avoir son petit procédé. De grandes discussions ont été soulevées sur la question de savoir si la greffe devait être réellement épidermique ou bien dermo-épidermique, et, tandis que David Fiddes dit avoir greffé avec succès de l'épiderme simplement raclé, d'autres auteurs, W. Goldie, M. Sée, J. Reverdin, ont constamment échoué dans de semblables tentatives. D'autres auteurs, suivant une route inverse, et considérant avec raison la couche cornée de l'épiderme comme un corps inerte, ont voulu greffer seulement les cellules vraiment vivantes de la couche profonde de l'épiderme, et, modifiant ainsi le procédé de Reverdin, d'une telle façon qu'il devenait non plus un procédé, mais une méthode entièrement nouvelle, ils ont fait un semis de cellules en arrosant la plaie de sérosité obtenue au moyen d'un vésicatoire. C'est ainsi que le Dr Georges Macleod (1), après avoir entouré la surface d'un ulcère, d'une paroi de gutta-percha dissoute dans le chloroforme, versa sur l'ulcère la sérosité d'un vésicatoire, et, à l'en croire, au bout de trois jours, la plaie était entièrement couverte d'un revêtement cutané. Le Dr Alex. Jacenko, de Kiew, a répété l'expérience précédente et a obtenu aussi de bons résultats, cependant il arrive à cette conclusion que la méthode de Macleod n'a pas de succès surprenant et qu'on doit seulement attribuer au mode de pansement le progrès de la cicatrisation.

Quelque singulier que puisse nous paraître ce procédé ou cette méthode, il est cependant étrange d'obtenir une cicatrisation complète en trois jours, et cette seule observation, dont nous ne voudrions pas douter de l'authenticité, mérite selon nous d'être prise en considération et invite à de nouveaux essais. Ne serait-ce que l'influence du mode de pansement, ainsi que le dit Jacenko, qui produit une semblable

____

(1) British med. journal, 1er avril 1871.

guérison, qu'un tel moyen, de quelque manière qu'il agît, ne devrait pas être gratuitement rejeté. Il serait donc à désirer que de nouvelles expériences fussent instituées dans ce but, afin que l'on pût ainsi juger le moyen à sa juste valeur et ne pas s'exposer à être privé d'une ressource thérapeutique qui, à la simplicité et à la facilité de l'exécution, joindrait de si beaux avantages. Rien ne répugne, *à priori*, si l'on admet l'influence des cellules épidermiques du réseau de Malpighi sur les cellules embryonnaires des bourgeons charnus, à croire à l'efficacité d'un semblable moyen. Nous savons en effet que la sérosité d'un vésicatoire contient une foule de cellules épidermiques et que ce liquide est éminemment propre à conserver la vitalité des éléments histologiques. Or, si ce liquide, dont la température et la composition chimique doivent le rendre si tolérable et si inoffensif pour une plaie, n'est pas altéré et qu'il soit déposé tout chaud sur une surface granuleuse dont la température est aussi la même, on comprend facilement qu'en vertu de leur poids spécifique les cellules viendront se réunir à la surface des bourgeons charnus et se trouveront dès lors dans les meilleures conditions de vie et de milieu pour accomplir soit leurs métamorphoses, soit leur influence spéciale sur les cellules embryonnaires.

Nous nous sommes étendu à dessein sur un sujet que nous croyons aujourd'hui complètement délaissé, et nous nous proposons, dès que l'opportunité se présentera, d'en vérifier nous même l'importance et de faire connaître plus tard le résultat de nos expériences.

§ 2. — Manuel opératoire.

La manière de pratiquer la greffe épidermique varie évidemment avec les divers procédés opératoires, cependant nous n'en décrirons qu'un seul, celui qu'emploie G. Reverdin lui-même et qui nous paraît avoir de sérieux avantages sur tous les autres. En effet, M. Ollier, par exemple, et plusieurs autres chirurgiens enlevaient avec le couteau de Beer, ou tout autre instrument, des bandes épidermiques ou dermo-épidermiques de 1 1/2 ou 2 centimètres de largeur. Sans doute par ce moyen ils parvenaient à avoir instantanément des îlots de grande dimension, mais l'ablation de semblables lambeaux n'était pas sans inconvénients, et beaucoup de malades se refuseraient à la laisser pratiquer. D'autres chirurgiens ont employé des ciseaux pour enlever la petite greffe, on en a même inventé *ad hoc*, mais nous avons déjà fait connaître notre opinion relativement à l'emploi de ces instruments, quand nous avons traité des greffes cutanées, nous n'y reviendrons pas si ce n'est pour engager de nouveau à en proscrire l'usage.

Reverdin décrit ainsi son procédé : « On tend avec l'index et le pouce de la main gauche la peau sur laquelle on va faire l'emprunt, et qui doit reposer sur un plan résistant, comme aux membres, par exemple, et surtout à la partie externe de la jambe, puis on introduit lentement la pointe d'une lancette, tenue presque à plat, à environ 1ⲅ2 millimètre de profondeur sous la peau, et de façon à faire ressortir la pointe à 4 ou 5 millimètres du point où celle-ci a été introduite. Poussant alors la lame davantage, la section des bords de la greffe s'effectue de chaque côté et le petit lambeau reste sur la lancette, d'où on le fait glisser, avec la pointe d'une épingle, sur la plaie préalablement nettoyée, et dans un point choisi d'avance où se trouvent des bourgeons charnus de bonne nature. Si, avec la lancette, on n'avait pas pu compléter la section de la greffe, ce qui arrive souvent, ou pourrait alors sans inconvénient achever de la détacher avec des ciseaux courbes. Le petit lambeau a une grande tendance à s'enrouler sur lui-même et il nous semble que si l'on mouillait avec de l'eau ou de la salive la pointe de l'instru-

ment, il serait plus facile de le maintenir étalé. En le dépo-
sant sur la plaie il faut bien faire attention de ne pas se
tromper de côté et d'appliquer sur les granulations la face
cruentée. Une fois la greffe bien étalée à sa place, on la
fixe au moyen d'une bandelette de diachylon médiocrement
serrée, et on recouvre le tout d'un pansement simple cératé.
L'on n'enlève la bandelette qu'au bout de quarante-huit
heures, et avec beaucoup de précautions, pour ne pas rompre
les adhérences, si elles se sont déjà produites. Si la greffe
a réussi, elle se montre alors comme une petite surface
blanche, ramollie, comme ridée et légèrement déprimée
On peut alors, si l'on veut, supprimer le diachylon et continuer le pansement cératé.

On peut dans la même séance faire plusieurs greffes, en
ayant soin de les placer à une certaine distance les unes des
autres, et toujours sur des granulations petites, roses et de
bonne nature.

La greffe ne réussit bien, avons-nous dit, que sur une
plaie de bon aspect et dont les bords commencent à se cicatriser. On devra donc, pour arriver à ce but, employer tous
les moyens connus dont l'efficacité est constatée, et surtout
le pansement avec la dissolution d'hypochlorite de soude
(liqueur de Labarraque), dont M. Panas a retiré d'excellents
effets (1).

M. Pollock a fait subir au procédé de Reverdin, une légère
modification, qui consiste à insérer les greffes dans une
petite plaie faite aux bourgeons charnus. Mais ce procédé
est inférieur au procédé ordinaire et son application doit
être restreinte à certains cas où la plaie se montre tout à
fait réfractaire à la greffe. Dans ces conditions, Reverdin
lui-même en a retiré parfois quelques avantages, alors que
le procédé ordinaire s'était montré tout à fait inefficace.

(1) Journal de Thérapeutique, 1874, n° 2.

Le pansement consécutif à la greffe est aussi d'une grande importance, et il est reconnu aujourd'hui que les pansements humides sont un grand obstacle pour le succès. Le Dr Cluzant (1) relate plusieurs observations dans lesquelles l'insuccès ne tenait qu'à cette seule cause. Dans quelques-unes de ces observations les greffes, après avoir grandi dans les premiers temps, se sont flétries et finalement détachées au bout de dix à douze jours, à la suite de l'emploi de l'eau phéniquée ou chlorurée. Dans une autre observation prise dans le service de M. Gosselin, les greffes sont restées staionnaires pendant dix jours qu'a duré le pansement à l'eau chlorurée, et ce n'est qu'à partir du moment où ce mode de pansement a été remplacé par une simple application de cérat et de charpie, que les greffes se sont ranimées et se sont rapidement étendues.

J. Reverdin emploie le procédé que nous venons de décrire dans la plupart des cas, mais il en a étendu les applications. C'est ainsi que quelquefois il a emprunté les lambeaux à un autre individu, à un nègre même, à un membre amputé, à un cadavre, peu de temps après la mort, à un animal. Inversement il a greffé sur le lapin, le chat et le mouton des lambeaux pris sur l'homme. Dans les cas de diathèse syphilitique chez le malade, on a observé que les greffes prises sur lui-même réussissaient beaucoup moins que celles qui étaient fournies par un individu sain. Chez les sujets âgés on a remarqué également que souvent l'opération était sans résultat, lorsque la greffe était prise sur le malade lui-même, tandis qu'elle réussissait parfaitement avec des lambeaux pris sur un sujet plus jeune. Mais alors, de même que pour les transplantations cutanées, il faudrait avant de faire l'emprunt s'assurer que le donateur est indemne de toute affection inoculable.

(1) Cluzant. Thèse de Paris, 1871. De la greffe dermo-épidermique.

M. Masson (1) a essayé de greffer des lambeaux épidermiques sur une surface saignante, mais sans succès. Il faudrait d'abord qu'il se fît dans ce cas une réunion par première intention, mais ensuite que deviendraient les greffes? il n'est pas probable que les îlots commençassent à se former avant que le tissu embryonnaire se fût développé et alors à quoi bon greffer avant cette période? Il n'y a que la greffe cutanée qui soit applicable en pareil cas, car c'est dans le derme que se passent les phénomènes de l'adhérence de ces lambeaux, et l'épiderme s'exfolie.

A part le pansement simple au cérat, nous engageons vivement à employer l'occlusion par de nombreuses couches d'ouate d'après la méthode de M. Alph. Guérin, moyen qui a donné à tous ceux qui l'ont employé des succès remarquables et une extension rapide des greffes épidermiques.

§ 3. — Applications de la greffe épidermique.

Les applications de la greffe épidermique sont aussi nombreuses que fréquentes, et l'on peut dire, sans être taxé d'exagération, que dans certains cas c'est une des plus précieuses ressources dont dispose la thérapeutique chirurgicale. Employée au traitement des plaies, la greffe a donné des résultats inespérés, alors que tous les autres moyens avaient échoué, et a produit en peu de temps une cicatrisation qu'on avait en vain demandée à plusieurs années d'attente et de traitements superflus.

C'est ainsi que M. W Goldie (2) a rapporté le fait d'un ulcère d'origine traumatique datant de 28 ans, qui avait guéri une première fois mais s'était rouvert depuis 1856, et depuis ors aucun traitement n'avait pu le guérir. Trois greffes de

(1) Medical Times and Gazette, 29 octobre 1870.
(2) The Lancet, 14 janvier 1871.

la dimension d'un pois furent appliquées sur l'ulcère, des îlots cicatriciels se formèrent bientôt, s'étendirent jusqu'au bord de la plaie et la guérison ne tarda pas à être complète.

M. Lawson (1) a guéri par la greffe d'un lambeau grand comme un *fourpenny*, un grand ulcère de la jambe qui avait résisté à tous les traitements pendant 5 ans.

M. Masson (2) appliqua avec succès le procédé de la greffe pour deux ulcères, entre autres, persistant, l'un depuis 3 ans, l'autre depuis 4 ans.

Les exemples de ce genre sont aujourd'hui innombrables et hors de toute contestation, et il nous semble qu'à ce seul point de vue c'est déjà un immense bienfait pour le malade ; non-seulement quant au résultat immédiat et direct de l'opération, mais, surtout dans la pratique hospitalière, en vue d'éviter au malade un long séjour à l'hôpital et par suite de diminuer chez lui les chances d'un érysipèle, d'une pourriture d'hôpital, d'une infection purulente, ou de toute autre maladie qui peut venir entraver plus ou moins sa guérison ou mettre ses jours en danger.

En effet, cette dernière considération est pour nous d'une telle importance, que nous n'hésitons pas à la mettre en première ligne ; quand nous nous rappelons avoir vu quelquefois des malades être pris des accidents dont nous venons de parler, la veille, ou peu de jours avant leur sortie, et succomber à ces malheureuses complications.

Au point de vue social et économique, la greffe nous fournit encore de nouveaux arguments qui militent en faveur de son emploi. Si, pour la classe aisée de la société, qui, pour le dire en passant, est éloignée habituellement des foyers de contagion, et chez qui aussi on a bien moins d'occasions d'appliquer le procédé, à cause de la rareté relative des affections pour lesquelles il est employé, si pour cette classe, dis-je, il y

(1) The Lancet, 19 novembre 1870.
(2) The Lancet, 23 octobre 1870.

a moins d'urgence de hâter la cicatrisation, combien au contraire ne doit-on pas faire d'efforts pour permettre au malheureux ouvrier, qui est souvent le soutien de toute une fa-
mille, de se remettre au travail le plus tôt possible et d'allé-
ger par ses labeurs les misères inhérentes à un long chô-
mage pour ces déhérités de la fortune !

Mais d'autres avantages que ceux dont nous venons de
parler, peuvent encore être recherchés, et ceux-ci sont appli-
cables à toutes les classes de la société qui les réclament avec
une nécessité aussi impérieuse qu'indispensable : nous voulons parler de la possibilité d'obtenir par la greffe la formation d'un tissu plus solide, plus souple et résistant mieux à
l'ulcération secondaire à laquelle sont exposées les cicatrices
consécutives à une amputation, à une résection, ou à toute
autre perte de substance pratiquée surtout aux extrémités
inférieures. L'observation suivante, lue a la Société de médecine de Rouen par le Dʳ Paul Olivier nous donnera à la fois
un exemple et un aperçu des applications de la greffe en pareil cas ·

Un malade, à la suite de pourriture d'hôpital, avait eu une plaie à
la partie externe du genou droit, de 11 centimètres dans le sens verti-
cal, sur 10 transversalement.

La cicatrice était tellement mince, adhérente aux parties profondes,
que les mouvements même ménagés de l'articulation suffisaient à la
déchirer; elle devenait alors le siége d'une ulcération qui exigeait un
long repos au lit pour se cicatriser.

J'avais essayé sur ce malade trois fois sans succès l'opération de la
greffe épidermique, mais le 5 février 1871, je fus assez heureux pour
obtenir l'adhérence du petit lambeau à la surface de la plaie et il
devint le point de départ d'une cicatrisation active et rapide. La plaie
fut complètement fermée le 15 février, et j'ai pu observer le malade
jusqu'au 10 mai. A partir de la cicatrisation définitive, il s'est produit
sur la cicatrice elle-même, une quantité considérable d'épiderme sous
forme de feuillets qui se renouvelaient constamment, comme si la prolifération cellulaire, provoquée par le lambeau épidermique, eût continué
pendant tout ce temps. De plus, malgré des déchirures transversales
linéaires se faisant lorsque le malade se fatiguait, la cicatrice était

beaucoup plus épaisse et plus solide qu'auparavant, et le malade pouvait marcher toute {la journée sans avoir à craindre l'ulcération, qui, les premiers temps, détruisait la cicatrice à peine formée dès qu'elle était le siége d'une déchirure. La greffe épidermique m'a paru avoir dans ce cas une réelle efficacité pour rendre la cicatrice plus solide.

La greffe peut rendre de grands services dans les cas de brûlures profondes et étendues, soit de la main pour prévenir la syndactylie, soit de certaines régions du corps, où une adhérence anormale pourrait entraver le fonctionnement régulier des organes, ou en anéantir les fonctions, comme dans le voisinage des articulations ou des orifices naturels. Ce procédé peut-encore être avantageux pour guérir certaines difformités avec brides et altérations kéloïdiennes des cicatrices, comme l'observation suivante (1), rapportée par Arnott, nous en montre un exemple :

K. T., belle jeune fille bien portante, de 22 ans, fut admise le 13 septembre à Middlesex Hospital, pour une altération kéloïdienne occupant la peau depuis la ligne médiane de la gorge jusqu'au côté droit du cou. Des nodules laids et douloureux s'étaient formés dans la cicatrice d'une grave brûlure survenue cinq mois auparavant. Le 14 septembre, M. Arnott excisa les parties malades, disséquant largement les nodules et enlevant beaucoup de peau. Une tentative de réunion immédiate ayant échoué, M. Arnott attendit deux semaines jusqu'à ce que la plaie fût bien granuleuse, et alors, le 28 septembre, il greffa deux lambeaux de peau (*cuticle*) larges comme un pois, pris à la partie interne du bras et les fixa par un emplâtre transparent. Vu la difficulté de tenir les parties immobiles, le pansement se dérangea et une des greffes glissa à l'angle de la plaie, où elle adhéra, et s'incorpora bientôt à la cicatrice, l'autre restant en place et grandissant parfaitement. Ce succès obtenu, M. Arnott fit encore deux greffes de la même façon, et la malade se prêtant mieux au succès, en tenant le cou au repos, toutes deux réussirent admirablement. Vers le 20 octobre la surface fut entièrement couverte d'un tissu cicatriciel naturel, souple, dans lequel on ne voyait aucune épaisseur morbide. Les greffes étaient encore parfaitement visibles.

Enfin la greffe peut s'opposer dans de certaines limites à

____

(1) Medical Times and Gazette, 29 décembre 1870.

la rétraction. Cette proposition ainsi énoncée paraît invraisemblable au premier abord, car nous savons que la rétraction ne se produit que dans le tissu inodulaire de nouvelle formation et que d'autre part la greffe épidermique ne produit absolument que de l'épiderme, qu'elle soit elle-même de nature épidermique, ou bien épithéliale à cils vibratiles comme dans les observations de Czerny et autres, qui ont pris les lambeaux sur des polypes des fosses nasales, ou sur la face supérieure de la luette. Mais ici la greffe agira indirectement en favorisant la cicatrisation et par suite en diminuant la production de tissus cicatriciels. C'est dans les plaies du visage surtout qu'on devra rechercher cette cicatrisation hâtive afin d'éviter les accidents consécutifs, l'ectropion par exemple. Qu'on nous permette, à l'appui de cette assertion, de citer les deux observations suivantes :

Le 20 septembre 1871, un ouvrier artificier avait été brûlé sur tout le corps et principalement aux paupières; les supérieures étaient les plus maltraitées : on y voyait des brûlures au deuxième et au troisième degré. Le D^r Ch. Loiseau, qui soignait la malade, appela le Dr de Wecker, et le 15 octobre, ce dernier fit une douzaine de greffes. Sur les paupières supérieures furent placées les plus nombreuses; une dizaine tinrent. La cicatrisation se fit alors rapidement; la plaie était guérie vers la première moitié de novembre. Le 8 décembre, on constata un très-léger ectropion des paupières inférieures et une bride à la commissure interne de chaque côté. Quant aux paupières supérieures, sur lesquelles on distinguait très-bien les greffes, elles étaient moins larges et moins souples qu'à l'état normal, mais il n'y avait aucune tendance à la formation d'un ectropion, et cependant MM. Loiseau et de Wecker affirmaient que certainement sans les greffes, il y aurait eu à cette époque un renversement complet des quatre paupières.

La deuxième observation (1) est relative à un malade qui avait eu une gangrène de la paupière supérieure droite,

Pendant la période de réparation, M. L. Labbé utilisa la greffe épidermique, et, après avoir pris sur l'avant-bras cinq petits lambeaux, il les appliqua sur la plaie, et put de la sorte éviter un ectropion.

(1) Gazette hebdomadaire, 1872. n° 9.

Ces exemples, et beaucoup d'autres encore que nous pourrions citer, sont bien faits, ce nous semble, pour engager les chirurgiens à tenter toujours la greffe épidermique dans des cas semblables, lorsque la greffe cutanée aura été impossible ou qu'elle aura échoué.

David Page, de Londres, a publié des *observations sur la vraie nature de la greffe dite épidermique* (1) et arrive à établir que les cicatrices qui proviennent des greffes épidermiques se comportent exactement comme les cicatrices ordinaires ; aussi, pense-t-il, que « les indications de cette opération sont rares et limitées aux cas où, par des raisons locales particulières, la cicatrisation ne peut pas suivre sa marche naturelle. Dans aucun cas on ne peut l'employer pour les véritables opérations plastiques ; elle peut à peine trouver une mince place dans la petite chirurgie. »

En face des milliers de faits connus aujourd'hui, en face de l'accord unanime des chirurgiens de tous les pays, il nous semble que l'opinion de Page, fondée surtout sur des recherches microscopiques, serait actuellement plus que hasardée et en désaccord formel avec l'état de la question en 1876. Cependant nous n'avons pas voulu passer sous silence cette opinion, ne serait-ce que pour démontrer une fois de plus que dans la science, comme dans tout le reste, les meilleures choses rencontrent parfois des détracteurs.

CHAPITRE II.

HISTOLOGIE DE LA GREFFE ÉPIDERMIQUE ET PROCESSUS DE L'ÉPIDERMISATION EN GÉNÉRAL ET A LA SUITE DES GREFFES EN PARTICULIER.

Commençons d'abord par décrire les phénomènes macroscopiques qui se présentent pendant l'évolution d'une greffe

(1) British med. journal, 17 décembre 1870.

qui a contracté adhérence. Au bout de 24 heures la surface du lambeau paraît plus blanche, plus épaisse, comme gonflée, ramollie, quelquefois un peu ridée. Au bout de 48 heures il s'est déjà formé tout autour une petite zone d'un gris pâle souvent très-étroite et séparée du lambeau par un cercle excessivement mince, plus transparent. Au bout d'un temps variable, mais qu'on peut fixer en moyenne à trois ou quatre jours, on distingue sur le bord une zone plus ou moins large présentant des caractères particuliers ; elle est d'un rouge plus foncé que les bourgeons ; elle est lisse tandis que les granulations voisines restent plus humides. Dès que cette zone rouge commence à se former on voit le lambeau et son aréole s'enfermer au-dessous du niveau de la plaie. Le lendemain la zone rouge de la veille a pris une coloration grise, nacrée ; une nouvelle aréole rouge s'est formée tout autour et ainsi de suite. Un îlot cicatriciel est ainsi constitué et peu à peu les parties centrales deviennent graduellement plus blanches. Les phénomènes qui se passent autour d'une greffe sont les mêmes que ceux qui se passent sur le bord d'une plaie en voie de cicatrisation. Au bout de quelques jours, le petit lambeau se desquame et semble avoir disparu, mais l'exposition de la plaie à l'air le met bientôt en évidence, et l'on voit que ce n'est que la couche superficielle qui s'est exfoliée.

La greffe continue à s'accroître par sa périphérie, en poussant des prolongements vers les parties cicatrisées les plus voisines, et ne tarde pas à former des ponts d'épiderme qui diminuent considérablement la surface de la plaie. L'étendue des îlots épidermiques n'est pas illimitée, et on les voit rarement dépasser les dimensions d'une pièce de 20 centimes ou de 1 franc. Cependant quelquefois ces limites sont franchies, et on a pu observer des greffes, surtout avec le pansement ouaté, de la grandeur d'une pièce de 2 francs, mais c'est un fait exceptionnel.

Maintenant que nous avons décrit les phénomènes objectifs du développement des greffes, passons à l'examen microscopique.

D'après M. Poncet (1), sur une coupe faite dans une greffe épidermique transplantée depuis quatre jours, et adhérente aux bourgeons charnus, voici ce que l'on observe :

La couche cornée, dont les éléments se désagrégent très-facilement, a diminué d'épaisseur. Les cellules du corps muqueux ont leur disposition normale; toutes présentent un beau noyau avec nucléole ; nulle part on ne trouve de signe de prolifération.

Quant à la couche superficielle du derme, elle est intimement unie aux bourgeons par sa face profonde ; leur substance intercellulaire se confond. A leur union on peut observer tous les phénomènes qui se passent au milieu des tissus dans la réunion par première intention. Les vaisseaux du derme pénètrent au milieu des éléments embryonnaires pour s'anastomoser bientôt avec les anses vasculaires de la plaie.

On remarque, en outre, dans le corps muqueux des globes épidermiques siégeant, le plus souvent, au-dessous de la couche cornée.

A l'examen d'une coupe d'une greffe soudée depuis dix jours, et qui était restée stationnaire plutôt qu'elle ne s'était étendue, M. Poncet a trouvé l'épaisseur du corps muqueux considérable, et de nombreux globules épidermiques. Le derme transplanté avait complètement disparu ; il avait cédé la place à de belles cellules épithéliales qui se continuaient directement avec les cellules embryonnaires. En outre, au voisinage de cette production épithéliale, les jeunes éléments des bourgeons charnus étaient plus volumineux.

Ne serait-ce pas là le premier stade de la transformation épidermique d'une cellule épithéliale ?

(1) Lyon médical, 1871.

D'où proviendraient, en effet, ces nombreuses cellules d'épithélium si ce n'est des éléments conjonctifs du derme dont elles tiennent la place et des cellules embryonnaires des bourgeons charnus avec lesquelles elles se continuent directement ? Nulle part, en effet, on ne trouve de trace de prolifération des éléments épithéliaux.

Il s'agirait donc là d'une simple action de présence du corps muqueux de l'épiderme, pouvant opérer parfois la transformation épithéliale des éléments du tissu embryonnaire auquel il est soudé. Cette action comparable à celle de certains corps inertes, quant à leur action chimique, et appelée *catalytique*, pourrait ici, comme cela a été proposé, être nommée force *catabiotique*. Si les cellules indifférentes des bourgeons charnus, sur lesquelles repose la greffe, se transforment, par action de présence, en cellules épithéliales, il doit en être de même des cellules embryonnaires immédiatement en rapport avec les bords de la greffe, car, sur des coupes de greffes en voie d'extension on ne voit rien qui indique une prolifération des cellules du réseau de Malpighi. Les cellules épithéliales nouvellement formées agiraient de proche en proche, par leur circonférence, sur les cellules embryonnaires, et en amèneraient ainsi successivement la transformation. De là résulterait l'agrandissement phériphérique des lambeaux épidermiques. Mais, comme nous l'avons déjà vu, il arrive un moment ou la greffe cesse de s'étendre; c'est sans doute lorsqu'elle a épuisé la quantité de force catabiotique qu'elle tenait en réserve. Dès lors elle reste sans effet, pour une cause que nous ignorons encore, sur les éléments figurés du voisinage, qui demeurent, comme auparavant, soumis à la seule influence de la plaie.

Le Dr Colrat (1) qui a fait de nombreuses recherches histologiques sur les greffes épidermiques, dit que ce n'est que du

(1) Thèse de Montpellier, 1871.

cinquième au sixième jour que la greffe commence à faire quelques progrès, et que c'est à partir du huitième jour qu'il convient d'étudier la marche de la cicatrisation et les phénomènes microscopiques qui accompagnent la formation de l'épiderme nouveau. Si l'on fait une coupe perpendiculaire à la surface de la peau, et comprenant non -seulement une partie du bord de la greffe, mais une égale étendue de la surface bourgeonnante, voici ce qu'on observe, d'après l'auteur que nous venons de citer :

« Du côté de la greffe est l'épiderme déjà formé, avec ses deux couches, celluleuse et cornée, semblable à l'épiderme normal, mais plus épais ; il recouvre des semblants de papilles, sortes d'élevures irrégulières beaucoup plus larges que longues ; il est formé par des cellules épithéliales dentelées munies chacune d'un beau noyau nucléolé. Si l'on se rapproche peu à peu de la surface ulcérée, l'épiderme, au lieu de former une seule couche nettement limitée par [un ligne sinueuse du côté de la profondeur, pousse dans les bourgeons charnus qu'il recouvre des prolongements qui vont se rejoindre en circonscrivant des îlots de tissu conjonctif. Il y a donc là entre les tissus épithélial et conjonctif des pénétrations réciproques. En se rapprochant de la surface non cicatrisée on voit disparaître les prolongements à la superficie, ainsi que la couche cornée.

« En suivant ces phases de la cicatrisation en sens inverse on voit que la première modification subie par une plaie qui doit se cicatriser porte sur la couche la plus superficielle.

« Ce stade de la cicatrisation ne constitue pas une transition brusque et de peu de durée, allant des cellules embryonnaires aux cellules épithéliales ; c'est, au contraire, une phase particulière de la cicatrisation, qui prépare l'arrivée des cellules épithéliales, et qui se caractérise par la présence d'une couche spéciale bien limitée du côté de la profondeur, allant en s'épaississant à mesure qu'on se rapproche de l'épiderme déjà formé, n'ayant pas moins d'un demi centimètre d'étendue, souvent plus, et sur laquelle nous appelons l'attention. En raison de sa situation entre l'épiderme vrai et la surface franchement ulcérée, nous proposons de l'appeler *zône épidermoïdale*, indiquant par là qu'elle n'est nullement formée par de l'épithélium, mais qu'elle le prépare et en tient lieu pendant quelque temps.

Les cellules de cette couche diffèrent peu du tissu sousjacent; ce sont des cellules embryonnaires; elles sont seulement un peu plus petites à l'extrémité de la zone et plus volumineuses au voisinage de l'épiderme. Mais, cette zone épidermoïdale se caractérise par la présence, entre ses cellules, d'un réticulum fin à mailles irrégulièrement rectangulaires.

Les travées apparaissent comme des lignes blanches réfringentes, qui se rallient les unes aux autres. Elles forment des mailles très-élégantes qui encadrent des cellules.

Les points d'entre-croisement forment des nœuds dont quelques-uns assez rares contiennent des noyaux (nœuds fertiles de Ranvier). Quand on parvient à balayer avec le pinceau une partie des cellules, le réticulum apparaît beaucoup mieux; il ne se colore pas par le carmin, mais on le décèle en ajoutant de l'acide picrique sur la préparation.

Ce réticulum, fort délicat, et assez difficile à découvrir entre les cellules de la superficie, devient plus apparent dans la couche inférieure. Enfin, comme dernier caractère, rapprochant ce réticulum de celui des tissus lymphatiques, la glycérine s'infiltrant dans ses mailles, le masque en partie.

M. Colrat se demande ensuite d'où vient ce réticulum et où il va aboutir. Il lui a semblé aboutir à des cellules situées au-dessous de la zone épidermoïdale, probablement aussi aux vaisseaux sous-jacents, car il n'existe pas de vaisseaux dans cette couche. Pendant qu'à la surface les cellules marchent à la transformation épithéliale, celles de la profondeur passent à l'état de cellules conjonctives.

L'épithélium de nouvelle formation est d'abord irrégulier;
il forme dans sa couche profonde des prolongements, qui
s'anastomosent en circonscrivant des îlots conjonctifs, prolongements assez semblables à ceux qu'on voit dans certaines
productions épithéliales pathologiques. Toutes ces cellules
sont dentelées, s'engrènent les unes dans les autres, et
adhèrent fortement par leur ciment inter-cellulaire; toutes
n'ont qu'un noyau qui possède lui-même un ou plusieurs
nucléoles. On ne voit nulle part aucune trace de segmentation, soit dans le noyau, soit dans la cellule. Ces cellules
forment deux couches superposées; une profonde formée
de cellules longues, aplaties et tassées les unes contre les
autres, plus petites que celles de la couche superficielle.

Ce que nous venons de dire au sujet des phénomènes qui
se passent autour d'une greffe épidermique, s'applique, d'une
manière rigoureuse au travail de réparation qui a lieu en
même temps sur les bords de la plaie.

M. Morat, alors interne des hôpitaux de Lyon, dans une
note qui se rattache au sujet des greffes épidermiques (1),
étudie spécialement le réticulum signalé par M. Colrat, et
qu'ils ont observé ensemble. D'après ses recherches, il croit
pouvoir affirmer que les cellules embryonnaires qui rem-
plissent les mailles du réticulum grandissent, dilatent ces
mailles à mesure qu'on approche de l'épithélium déjà formé
et prennent des formes qui les rapprochent des cellules épi
théliales. Cependant les travées du réseau s'atrophient et
deviennent invisibles aux grossissements habituels quand
les dentelures apparaissent; alors l'épiderme est formé.

M. Morat ne pense pas cependant que ce réticulum dis-
paraisse tout à fait, car un réactif physiologique, l'inflammation, le fait reparaître, dans la variole, par exemple. Cornil,

(1) Recherches sur la structure et le développement de l'épiderme.
Lyon médical, 3 septembre 1871.

Basch et Ranvier ont décrit des colonnes qui soutiennent la voûte de la pustule en s'appuyant sur les papilles ou dans les dépressions interpapillaires.

En juillet 1871, Bizzozero a trouvé, entre les cellules épithéliales de la peau, un réseau canaliculé très-fin. M. Morat pense que ce n'est autre chose que son réticulum.

Contrairement à l'opinion que nous avons déjà émise, et qui était aussi la nôtre, David Page (1) déclare qu'il se fait dans la greffe épidermique une simple prolifération épithéliale; seulement ce ne serait pas dans la couche des cellules plates que se passerait le phénomène, puisqu'elle s'exfolie au bout de peu de jours, mais bien dans la couche de Malpighi, qui repose directement sur les bourgeons charnus. L'examen microscopique fait par cet auteur au bout de quarante-huit heures, montrait les cellules du rete de Malpighi fortement granuleuses et une multiplication des noyaux dans leur intérieur; en outre, on voyait des vacuoles renfermant des corpuscules de la grosseur d'un noyau. Les vacuoles étaient parfois réunies de manière à former des cavités en forme de biscuit. Dans le cas où l'on transportait en même temps du tissu conjonctif on voyait que les cellules seules du corps muqueux continuaient à vivre sur le terrain nouveau.

Les lambeaux transplantés se détruisent, dit-il, par des érosions d'abord superficielles, puis de plus en plus larges et profondes, de sorte qu'on peut très-bien étudier sur ces lambeaux la formation cellulaire endogène dans les cellules du corps muqueux. On trouve aussi dans ces points quelques cellules très-volumineuses remplies de corpuscules de pus.

T. Bryant, dans un mémoire sur la greffe épidermique (2), dit qu'il n'est pas suffisamment édifié sur l'action des greffes;

(1) British med. journal, 27 mai 1871.
(2) Guy's Hospital reports, vol. XVII, 3ᵉ série.

il est indubitable qu'elles agissent comme un stimulant de
la cicatrisation, mais il pense en outre que les portions greffées croissent par la prolifération de leurs propres cellules;
à l'appui de cette assertion il rapporte l'observation d'un
homme blanc, chez lequel il transplanta sur un ulcère de
la jambe, 4 petites greffes de peau de nègre, les 4 réunies
ne dépassant pas les dimensions d'un grain d'orge. En
dix semaines les greffes étaient réunies et formaient une
plaque de peau noire 20 fois plus large que les lambeaux
primitifs ; aussi conclut-il que les greffes croissent par la
prolifération de leurs propres cellules, en même temps
qu'elles excitent le pouvoir de formation cutanée dans les
bourgeons situés pres d'elles et sur les bords de la plaie.

Pollock affirme lui aussi avoir vu se développer une cicatrice colorée à la suite d'une greffe provenant d'un nègre,
ce qui le porte naturellement à conclure qu'il s'agit là d'une
simple prolifération cellulaire.

Cependant Reverdin, M. le professeur Broca et plusieurs
autres chirurgiens ont constamment obtenu des cicatrices
blanches avec des lambeaux pris sur des nègres. Mais, si
l'on songe que même chez le nègre les cicatrices sont déco-
lorées, ou presque entièrement blanches, les arguments ci-
dessus auront bien peu de valeur et ne fourniront aucun
élément pour la solution de la question.

Nous savons qu'à l'état normal c'est surtout la couche de
cellules cylindriques ou plutôt prismatiques, qui repose
immédiatement sur les papilles du derme qui renferme le
plus de pigment. Cette matière est tantôt sous forme de
granulations extrêmement fines, répandues non-seulement
dans le noyau mais encore dans toute l'épaisseur de la cellule, quoique en moindre quantité, tantôt sous forme d'amas
plus ou moins considérables, et aux formes les plus bizarres,
ressemblant aux cellules pigmentaires de la choroïde.

Toute la masse étant entièrement noire on ne peut y distinguer aucune trace de noyau, cependant il est probable qu'il existe. D'où viennent ces cellules? Comment se forment-elles ? c'est ce que jusqu'à ce jour on n'a pas encore pu démontrer. Si, comme quelques auteurs le pensent, les granulations pigmentaires existent chez les individus atteints de tumeurs mélaniques, dans le sang où le microscope en décèle la présence, il est possible que ces granulations existent chez tout le monde, mais alors en quantité beaucoup moindre et insuffisante pour se montrer d'une manière apparente. Mais chez l'individu sain, la couche de Malpighi, reposant directement sur les papilles du derme, c'est-à-dire sur une partie essentiellement vasculaire, y trouve des moyens faciles de nutrition, et ses divers éléments peuvent s'élaborer avec profusion. Dans le tissu cicatriciel, au contraire, dès qu'il est complètement formé, les vaisseaux sont de plus en plus étouffés par les éléments du tissu conjonctif de nouvelle formation, et finissent par s'atrophier considérablement, c'est ce qui donne aux vieilles cicatrices leur pâleur habituelle. Dès lors l'apport des matériaux nutritifs se trouve ralenti, et l'épiderme se produit avec moins d'abondance, et avec quelques modifications qui portent sur la pigmentation. Pour la même raison, l'épiderme est plus mince et plus fragile sur les cicatrices qui ont succédé à des pertes de substance profondes, que dans les parties où la peau est saine. Ceci rend compte aussi de la blancheur des cicatrices chez les nègres. On sait que la peau de ces derniers ne diffère de celle du blanc que par une abondance plus grande de granulations pigmentaires dans les cellules du corps muqueux. Cette matière colorante est d'une fixité remarquable, et, comme l'épiderme lui-même, résiste sans s'altérer à la plupart des réactifs chimiques. Les petites cellules de la couche profonde en sont pour ainsi dire remplies, et c'est ce qui rend l'examen de cette partie, qu'il serait si important de pouvoir étudier facilement, si incomplet et si incommode. Mais, à mesure que les cellules grandissent, que les noyaux se divisent après un certain accroissement, la substance hyaline intercellulaire étant seule sécrétée, les granulations se trouvent disséminées dans une masse de plus en plus considérable qui tend à devenir incolore. Cependant les réactifs, et l'acide acétique dilué, en particulier, nous ont démontré la présence du pigment jusque dans les cellules aplaties de la couche cornée, dont les noyaux très-allongés en contenaient une quantité notable. Ce n'est que tout à fait à la surface de l'épiderme, là où les noyaux ne sont plus visibles et où les cellules paraissent se transformer en une lamelle continue que le pigment paraît faire complètement défaut.

Reverdin, Poncet, et d'autres observateurs, disent que la cicatrisation se fait sur les bords de la greffe exactement de la même façon qu'à la périphérie de l'ulcération et que jamais ils n'ont vu trace de prolifération. Nous avons longtemps partagé cette opinion, et nos premières recherches sur l'épiderme normal nous avaient pleinement convaincu, mais ayant voulu étudier de plus près le phénomène de l'épidermisation, et ne pouvant réussir à faire des greffes épidermiques sur les animaux, nous avons songé tout naturellement à examiner des coupes faites sur des plaies en voie de cicatrisation et comprenant à la fois la partie ulcérée et la partie déjà recouverte d'épiderme. Nous avons pu alors suivre pas à pas le phénomène, et, s'il nous avait été possible d'injecter la pièce avant de la soumettre aux agents durcissants, nous ne doutons pas qu'il nous eût été possible de jeter un jour nouveau sur la question et de l'élucider d'une manière complète. Mais l'expérience exigeant plusieurs mois pour être reproduite, et d'un autre côté des circonstances impérieuses nous forçant de terminer notre travail, nous nous contenterons d'exposer le résultat de nos recherches et les conclusions auxquelles nous sommes arrivé. Si, comme le disent les auteurs précédemment cités, la cicatrisation se fait du côté de la greffe par le même processus qu'on observe sur les bords de la plaie, nous pourrons appliquer au premier cas ce que nous dirons du second, que nous avons seul observé, en nous réservant toutefois de rectifier cette assertion si elle est infirmée par nos recherches ultérieures.

Mais avant d'entrer dans le sujet, nous devons dire qu'on ne saurait révoquer en doute le développement spontané d'îlots épidermiques au sein d'une plaie, et tous les chirurgiens savent que si dans la très-grande majorité des cas les plaies arrivées à la période de granulation se cicatrisent par leurs bords, dans quelques cas exceptionnels, cette cicatrisation peut se montrer sur un point quelconque de leur surface.

« Ce fait constaté et admis, dit M. Mathias Duval (1), reste l'interprétation, et là-dessus on n'est pas d'accord. Les uns, et Billroth est très-affirmatif sur ce point, croient qu'une mince couche, si mince fût-elle, de la couche profonde du réseau de Malpighi est restée en place quelque part ; ils se basent sur ce fait que c'est surtout dans des cas de brûlure qu'on observe la formation spontanée d'îlots centraux. »

D'autres pathologistes ne regardent point ces conditions comme indispensables, et à ce sujet Y. Reverdin cite le fait suivant : Il s'agissait d'un mécanicien qui avait eu le pouce droit broyé ; il en résulta la nécessité de retrancher tout ce pouce jusqu'à l'articulation métacarpo-phalangienne ; quand la cicatrisation eut commencé, on vit se former au centre de cette plaie plusieurs îlots épidermiques qui hâtèrent singulièrement le travail de réparation.

M. le professeur Trélat a montré également un malade qui n'avait pas eu de greffe épidermique, et chez qui l'on pouvait voir, sur une plaie, une production épidermique spontanée.

(1) Diction. de médecine et de chirurgie pratiques, 1872, t. XVI, art. Greffe animale.

Julius Arnold, dans ses belles expériences sur la régénération de l'épithélium (1) a vu des îlots épidermiques apparaître
au-milieu d'une plaie, produite par une perte de substance sur
le palais du chien, avec ceci de particulier que ces cellules
épithéliales étaient dépourvues de pigment. Cet observateur
a également constaté l'apparition des îlots épithéliaux dans
les plaies de la tête de chiens dont il excisait la peau dans
toute son épaisseur.

La genèse des épithéliums est encore un sujet en litige
parmi les auteurs, et, malgré le nombre d'expériences qui ont
été tentées jusqu'ici, on est loin de s'entendre.

Virchow, et son école, partant du fameux principe *omnis
cellula ex cellulâ*, ne voit partout qu'une multiplication endogène par scission des noyaux, tandis que pour M. Robin
les éléments anatomiques naîtraient spontanément au sein
d'un blastème épanché par les tissus du voisinage ou provenant de la liquéfaction d'éléments qui ont accompli leur évolution. Le noyeau se formerait d'abord, molécule à molécule,
dans le liquide, puis le protoplasma viendrait s'y ajouter de
la même manière, et alors la cellule se trouverait constituée ;
dans d'autres circonstances, c'est le blastème ambiant, au mi-
ieu duquel se trouvent les noyaux, qui se segmente entre
ces derniers et forme à chacun leur masse protoplasmique ;
il arrive aussi parfois que deux ou plusieurs noyaux se trouvent ainsi inclus dans la même masse de protoplasma et
donnent naissance à des cellules à deux ou plusieurs noyaux.

Ces questions paraîtront peut-être un peu étrangères à
notre sujet, cependant il nous était impossible de ne pas en
dire quelques mots afin d'être plus clair dans la suite de
cette exposition, et d'étayer sur des bases scientifiques sérieuses et sur une autorité imposante comme l'est celle de
M. Robin, notre opinion relativement au développement de
l'épidermisation.

(1) Journal de Ch. Robin, 1872, p. 233.

Julius Arnold, dans un travail publié en 1869, en Allemagne (1), arrive à la suite de nombreuses expériences à des résultats en contradiction avec l'école de Virchow, et qui semblent se rapprocher complètement de la théorie des blastèmes. Sur des pertes de substance qu'il faisait éprouver au revêtement de la langue de la grenouille, en observant ensuite cet animal curarisé, et disposé comme pour les études sur la diapédèse, Arnold n'observait pas de modifications de cette substance finement granuleuse ; « mais plus tard la partie de cette substance avoisinant le bord épithélial devenait plus transparente, vitreuse ; il s'y formait des sillons clairs qui limitaient de petites plaques, et dans ces dernières il voyait se dessiner très-nettement un noyau très-brillant. Souvent Arnold a abservé l'apparition des noyaux dans la substance vitreuse avant qu'eût lieu son sillonnement ou segmentation. Les changements ultérieurs qu'il a vus dans ces plaques consistaient en ce que leur contenu devenait granuleux ; en ce qu'elles s'agrandissaient, occupaient la partie superficielle et revêtaient tous les caractères de l'épithélium du bord épithélial. »

Dans des expériences sur la peau et la muqueuse du palais du chien, Arnold est arrivé à des résultats semblables ; il dénudait le palais sur une grande étendue et en cautérisait la surface à plusieurs reprises. Au bout d'un certain temps (15 à 20 jours) il trouvait vers le milieu de la plaie, recouverte de bourgeons, des îlots d'épithélium dont les nouvelles cellules différaient de celles du palais par l'absence de pigmentation L'étude de ces îlots l'amène à conclure que la formation du tissu épithélial dans les régénérations pathologiques, a lieu de la même manière que dans les expériences faites sur l'épithélium de la langue de la grenouille.

(1) Julius Arnold. Die Vorgange bei der Regeneration der epitheliale Gebilde. (Archiv für pathologische anatomie ut physiologie. Band XLVI. Berlin, 1869.)

Chez ce dernier animal, cependant, lorsque la perte de substance était très-petite, elle était comblée par les cellules périphériques, qui se déformaient vers la plaie, poussaient des prolongements, et finissaient par se rencontrer quelquefois en quelques minutes.

Le même expérimentateur ayant versé de la teinture de cantharides sur des cornées de grenouille, et ayant examiné la préparation au bout de 24, 36, 48, 60 et 72 heures, après l'avoir traitée par les moyens durcissants appropriés, trouva : 1° une substance finement granuleuse remplissant la perte de substance ; 2° une zone de protoplasma vitreux avec des noyaux, des nucléoles, et enfin des plaques à plusieurs noyaux.

Norris et Stricker ont fait des expériences analogues aux précédentes. Après avoir irrité le centre d'une cornée de grenouille avec le nitrate d'argent, ils ont vu au microscope un mouvement cellulaire très-actif dans les canaux plasmatiques, et une prolifération abondante des cellules contenues dans les cavités étoilées ; et ces auteurs concluent de là que la régénération des cellules détruites par le caustique se fait sur place.

Key et Wallis ne sont pas de cet avis. Pour eux, la disposition échancrée des noyaux est parfaitement normale, et ils n'ont jamais vu de véritable division du noyau. Après l'irritation de la cornée d'une grenouille d'hiver, disent-ils, vers le deuxième ou le troisième jour, à la périphérie de la cornée un certain nombre de cellules se meuvent entre les lames de la cornée et marchent vers le centre. En hiver, il faut en général, une semaine à ces cellules pour atteindre le centre de la cornée. On les voit alors s'accumuler en grand nombre autour de l'eschare produite par la cautérisation.

Ces cellules de migration sont absolument semblables aux globules blancs du sang, mais on trouve avec elles d'autres cellules, grandes, véritablement gigantesques, qui voyagent comme les premières entre les lames de la cornée.

Après cette longue série d'expériences et d'opinions diverses, qu'il nous soit enfin permis d'exposer ce que nous avons observé nous-même, et dont nous conservons les pièces histologiques, qui démontrent de la manière la plus évidente tout ce que nous dirons à cet égard.

Après avoir fait subir à un cobaye une perte de substance comprenant toute l'épaisseur de la peau et le tissu cellulaire sous-cutané, nous avons cautérisé au fer rouge le fond de la plaie et l'avons laissée cicatriser spontanément à l'air libre. Au bout de quelques semaines, lorsque le centre seul était encore granuleux, nous avons sacrifié l'animal et mis les parties contenant les cicatrices dans la liqueur de Muller puis dans la solution d'acide chromique. Lorsque le durcissement a été suffisant, nous avons pu faire des coupes comprenant à la fois la peau saine et la cicatrice (fig. I pl. II). L'examen de ces préparations, les unes colorées par le carmin les autres sans coloration, nous a montré le derme normal avec ses caractères ordinaires, c'est-à-dire avec de gros faisceaux de fibres conjonctives plus ou moins ondulées, tantôt parallèles, tantôt entremêlées et enchevêtrées dans tous les sens, et unies à des fibres élastiques. Les bulbes et les follicules pileux ne présentaient rien de particulier. A mesure qu'on approchait de la cicatrice, et sur la limite de celle-ci, les follicules pileux devenaient plus rares, puis faisaient complètement défaut : les prolongements interpapillaires de l'épiderme devenaient plus irréguliers, moins allongés et à sommet souvent aplati. La couche de cellules prismatiques régulières, à long diamètre perpendiculaire à la surface des papilles, disposée dans l'épiderme normal avec un ordre parfait et formant une ligne très-nette du côté de sa profondeur disparaissait pour faire place à des cellules petites, mais cependant de forme et de grandeur extrêmement variables, entassées et pressées dans tous les sens sans ordre ni régularité. Parmi ces cellules, on voyait aussi quelques cellules pigmentaires aux formes les plus bizarres. Tous ces éléments présentaient un noyau volumineux, faiblement rétracté par l'acide acétique, remplissant parfois la presque totalité de la cellule et contenant une grande quantité de granulations.

Rarement on pouvait y distinguer un ou plusieurs nucléoles. Le contour des cellules, étroitement unies entre elles et très-difficiles à dissocier, offrait aussi de nombreuses granulations tantôt rondes et tantôt allongées, simulant ainsi une surface villeuse et crénelées comme l'ont décrite plusieurs auteurs. Les cellules de cette couche profonde dont le diamètre variait de $\frac{6}{1000}$ à $\frac{10}{1000}$ de millimètre, augmentaient rapidement de volume; quelques-unes atteignaient dans la couche moyenne 15 à 20 millièmes de millimètre, puis, après s'être divisées en deux ou en quatre, devenaient de plus en plus plates à mesure que le noyau s'amincissait considérablement et finissait par disparaître. Dans cette couche moyenne, tantôt les noyaux divisés restaient libres, dans une même cavité cellulaire tantôt ils s'entouraient de protoplasma et devenaient de nouvelles cellules. La segmentation des noyaux était surtout très-manifeste sur les bords de la cicatrice entourant la partie ulcérée (fig. II, pl. II), et, dans quelques préparations, plus de la moitié des cellules présentait cette particularité sur laquelle nous aurons à revenir dans un instant.

Voilà pour l'épiderme déjà formé. Mais si nous nous reportons vers le tissu de nouvelle formation qui constitue la cicatrice, nous voyons qu'il est composé d'une substance hyaline contenant une foule d'éléments, dont les uns sont tous de mêmes dimension, exactement semblables aux globules blancs du sang, tantôt sans enveloppe ni nucléole, mais remplis de granulations ; tantôt entourés d'une membrane plus ou moins épaisse et exactement arrondie.

A côté de ces éléments dont nous n'avons pas pu étudier la

formation , et qui sont les noyaux embryoplastiques de
M. Robin, nous en voyons d'autres, composés d'un noyau
. semblable aux précédents, ou un peu allongé, et d'une enveloppe, tantôt à deux prolongements diamétralement opposés
et terminés en pointe (corps fibro-plastiques), tantôt à plusieurs prolongements inégaux et anastomosés les uns avec
les autres. Sur quelques préparations nous avons pu suivre
l'évolution des cellules fibro-plastiques jusqu'à leur métamor-
phose en faisceaux conjonctifs ondulés. Ces fibres présentaient
à leur centre un noyau allongé, finement grenu et très-
apparent. Malgré les nombreuses préparations que nous avons
faites nous n'avons jamais vu dans le tissu conjonctif embryonnaire, la moindre trace de segmentation cellulaire ni aucune
cellule ressemblant aux cellules épidermiques. D'un autre
côté, dans l'épiderme, nous n'avons jamais trouvé de cellules
fibro-plastiques ou étoilées, mais seulement des noyaux et
des cellules épidermiques avec leurs caractères propres. Il
résulte de ce que nous avons dit, que le tissu cicatriciel, comme
l'épiderme, dérive des noyaux embryoplastiques dont la formation aurait lieu spontanément, molécule à molécule, au
milieu d'un blastème exhalé par les éléments voisins ou par
les capillaires sanguins. Il n'y aurait alors que le protoplasma
qui, dans le tissu cellulaire, se métamorphoserait en fibres,
tandis qu'il resterait sans prolongements dans les cellules
épidermiques. En outre, dans le premier cas, l'accroissement
se ferait par la genèse de nouveaux noyaux et de substance
hyaline, tandis que dans le second, il aurait lieu par prolifération endogène des cellules.

Il resterait à démontrer par de nouvelles recherches, et par
des injections délicates, si les noyaux se forment toujours de
la manière qu'indique M. Robin, ou bien si, dans quelques
cas, ce ne sont pas les globules blancs du sang qui sont sortis
des vaisseaux. Sur les surfaces en voie de suppuration, nous
n'avons jamais trouvé aucune trace de prolifération, et les

noyaux embryoplastiques, les globules blancs du sang et les globules purulents étaient toujours identiques et se comportaient de la même manière vis-à-vis des réactifs.

On pourrait croire que seulement l'épiderme de nouvelle formation présente ainsi une prolifération cellulaire, mais il en est de même ailleurs, car la fig. 4, planche II, est prise sur l'épiderme sain de la peau du tarse d'un cobaye. On ne saurait donc, après ces faits, admettre exclusivement une seule des deux opinions qui régnent actuellement dans la science, et si, dans certains cas, les éléments naissent par genèse, dans d'autres non moins évidents, et plus faciles à constater, la théorie de Virchow trouve une éclatante application. Il nous paraît donc prudent d'éviter un exclusivisme rigoureux et de chercher dans de nouveaux faits, et sans idées préconçues, les bases d'un électisme impartial, qui seul peut faire avancer la science en la débarrassant des préjugés et des notions incomplètement acquises, et en l'enrichissant des faits dont l'authenticité est irrévocablement confirmée et facile à démontrer.

Après ces quelques considérations qui paraîtront peut-être sortir un peu de la question clinique des greffes, mais qui s'y rattachent de la façon la plus intime, à cause des nombreuses déductions qu'on peut en tirer, nous n'avons qu'un regret à exprimer, c'est de n'avoir pas pu vérifier sur les greffes elles-mêmes la réalité de ce que nous avons trouvé sur les cicatrisations ordinaires, mais nous nous promettons de poursuivre plus avant la question, et de faire connaître ultérieurement le résultat de nos nouvelles recherches.

INDEX BIBLIOGRAPHIQUE

Anger (Benjamin). Leçons cliniques, 1875, p. 30.

Albanese (E.). Sul trapientamento dell' epidermide. *Gaz. clinica di Palermo*, Maggio 1871.

Arnold (Julius). Die Vorgange bei der regeneration der epitheliale Gebilde. (*Archiv für pathologische. Band XLVI. Berlin*, 1869. Analysé dans *Journal de l'anatomie et de la physiologie de* Ch. Robin. Mars 1872.

Arnott. *Med. Times and Gaz.*, 29 oct. 1870.

Balfour (W.) Observations on adhésion with two cases demonstrative of the power of the nature to reunite parts witch have by accident totally been separated from the animal system. Edimburg, 1814.

Blandin (Fréd.). De l'anaplastie. Thèse de concours. Paris, 1836.

Baronio. Degli innesti animali. Milan, 1804.

Bert (Paul). De la greffe animale. Thèse de Paris, 1863. Thèse pour le doctorat ès sciences, analysée dans *Annales des sciences naturelles*, t. V, 5e série, 1866.

Bercaru. De la greffe dermo-épidermique. Thèse Paris, 1872.

Bérenger-Féraud. *Gazette des Hôpitaux*, 1870.

Bourguignon. *Gaz. des Hôp.*, 1875.

Boutier. Traitement de l'ulcère variqueux par l'eau chlorurée et la greffe épidermique. Thèse Paris, 1872.

Brown-Sequard. *Journal de la Physiologie*. Paris, 1858, p. 119.

Bryant (T.). *Guy's hospital reports*. Vol. XVII, 3e série.

Bunger. *Journal de de Græfe et Walther*, t. IV, liv. IV, p. 569, 1823.

Clec'h. Thèse de Paris, 1874. (Du symblépharon).

Cluzant. Greffe dermo-épidermique. Thèse Paris, 1871, t. III.

Colrat. Des greffes épidermiques. Thèse de Montpellier, 1871.

Coze. Des greffes cutanées. Communication à l'Institut, 28 février 1872.

Czerny. *Wien. med. Press.*, XII, 17, 1871.

Darcusia (Ch.). Traité de fauconnerie. Paris, 1805.

Dieffenbach. Chirurgisch Erfahrungen über die Wiederherstellung zestörter theile des Mensch. Körpers nach neuen Methoden. Berlin, 1829, 1830. In-8.

Dubreuil. *Gaz. des Hôp.*, 30 juillet 1872.

Duval (Mathias). Diction. de médecine de Jaccoud, 1872, art. Greffe animale.

Follet (de Lille). Greffes humaines et animales (*Bulletin médical du Nord de la France*, septembre 1872).

Gillet de Grandmont. Greffe conjonctivale. (*Courrier médical*, 1874, p. 221, 363, 381.

Gohier. Mémoires sur la chirurgie vétérinaire. Lyon. t. I, p. 290.

Goldie (W.). Skin-Grafting. *The Lancet*, janvier 1871.

De Græfe. De rhinoplastice, sive arte curtum nasum ad vivum restituendi commentatio.

Hamilton (Frank). *New-York med. Gaz.*, août 1870.

Hofmolk. *Wien. mediginische Press.* n° 12, 1871.

Houzé (de l'Aulnoit). Anaplastie humaine. *Bulletin de l'Académie de médecine*, 24 septembre 1872.

Howard. *Gaz hebdom.*, 1872, n° 12.

Jobert (de Lamballe). Chirurgie plastique.

Kraanwinkel. Obs. méd. chirurg., 1670, p. 7.

Labbé (Léon). *Gaz. hebdom.*, 1872, n° 9.

De Lantilhac. De l'anaplastie. Thèse de Montpellier, 1848, n° 73.

Lawson. *The Lancet*, 19 nov. 1870.

Lefort (Léon). Traité de médecine opératoire, art. Hétéroplastie. *Bulletin de l'Académie de médecine*, 18 mai 1875. *Gaz. hebdom.*, 1872.

Lauth (Ed.). Les greffes épidermiques ; revue critique. (*Gaz. méd. de Strasbourg*, juin 1871).

Legros et Magitot. *Comptes rendus de l'Académie des sciences*, 1874, p. 357.

Macleod. *British méd. journal*, 1er avril 1871.

Mantegazza. *Mémoires de l'Académie des sciences*, mars 1865.

Martin (Georges). De la durée de la vitalité des tissus dans les transplantations cutanées. Thèse de Paris, 1873, t. XIV.

Masselon. Relevé statistique de la Clinique ophthalmologique du Dr de Wecker, 1874.

Maunoir. Questions de chirurgie, p. 112.

Murray (J.-W.). Commentatio de redintegratione corporis animalis nexu suo solutarum ant amissarum (Gottingue, 1786, in-8).

Nétolitski (Jules). *Wien mediginische wochenschrift*, 26 août 1871. Traduit dans *Gaz. méd. de Strasbourg*, janvier 1872.

Ollier. Note à l'Académie des sciences, 18 mars 1872. *Gaz. hebdom.*, 1872, n° 13, et 1875, p. 518.

Paci (Agostino). Osservationi sul trapiantamento cutaneo. (*Sperimentale Fiorenza*, juillet 1875.

Percy. Dict. en 60 vol. art. Ente animale.

PAGE (David). *British méd. journal*, 17 décembre 1870, et 27 mai 1871.

POLLOCK. *The Lancet*, 19 novembre 1870.

PONCET. *Lyon médical*, 1871.

PHILIPS. Esquisse physiologique des transplantations cutanées. Bruxelles 1839.

REVERDIN (Y.-K.). *Archives générales de médecine*, 1872, t. XIX, p. 276.

SÉDILLOT. Traité de médecine opératoire, art. Autoplastie.

SICHEL (A.). *Bulletin de l'Académie de médecine*, 18 mai 1875.

TIGRI. *Annali universali*, 7 décembre 1870, CCXIII.

VELPEAU. Médecine opératoire, 2ᵉ édition, 1839.

VULPIAN. Leçons de physiologie générale et comparée du système nerveux.

DE WECKER. *Annales d'oculistique*, t. X, 1872.

WIESMANN. De cohalitu partium ⌐ reliquo corpore prorsus disjunctarum. Leipsiæ, 1824.

J. WOLFE. *Glasgow med. journ.*, 1873. *Annales d'oculistique*, t. LXX, p. 525.

EXPLICATION DES PLANCHES

PLANCHE I.

F*ig*. 1.— Œil gauche de la malade faisant le sujet de l'obs. **VI**, voir la p.83. Toute la cornée est opaque; on voit au-dessus une cicatrice comprenant une partie de cette dernière et la conjonctive jusqu'au cul-de-sac supérieur qui a en partie disparu par suite de l'adhérence de la paupière supérieure avec le sourcil.

F*ig*. 2. — Même œil après l'opération de la greffe en mosaïque et la suture palpébrale.

F*ig*. 3.— Œil droit de la malade faisant le sujet de l'obs. **VII**, voir la p. 86: *a*, ulcération dé la cornée; *b*, adhérence de la paupière supérieure au sourcil. Toute la face interne de cette paupière est à découvert et le cul-de-sac transformé en un bourrelet muqueux.

F*ig*. 4. — Même œil après l'opération de la greffe en mosaïque et la suture palpébrale.

PLANCHE II.

F*ig*. 1. — Coupe de la peau sur le bord d'une plaie en voie de cicatrisation. *a*, Couche cornée de l'épiderme; *b*, couche intermédiaire de cellules plates ayant encore leur noyau et insensible à l'action des matières colorantes; *c*, cellules du corps muqueux de Malpighi dont quelques-unes sont en voie de prolifération; *d*, derme, avec sa texture normale dans la partie de la peau qui est saine, et formé plus loin de matière amorphe finement grenue avec des noyaux embryoplastiques (*f. f.*) et des corps fusiformes (*e, e*) qui deviendront plus tard des fibres du tissu cellulaire.

Cette figure ainsi que les trois autres, a été dessinée d'après nature sur une préparation que nous avons faite nous-même. Grossis 350 diamètres.

F*ig*. 2. — Epiderme de nouvelle formation pris sur une cicatrice. On remarque les prolongements entre lesquels se logent les papilles du tissu cicatriciel de nouvelle formation, encore à l'état rudimentaire, et formé de noyaux embryoplastiques et de corps fusiformes au milieu d'une substance hyaline. De nombreuses cellules ayant atteint une dimension de 15 à 25 millièmes de millim. sont en voie de prolifération. Quelques cellules pigmentaires aux formes bizarres se trouvent le long de la surface profonde du corps de Malpighi. *a, a, a*, cellules en voie de prolifération ; *b, b*, corps fibro-plastiques ; *c, c, c*, noyaux embryoplastiques ; *d*, cellule pigmentaire.

Fig. 3. — Coupe d'une greffe cutanée et du tissu sous-jacent cinq jours après l'opération pratiquée sur le tarse d'un cobaye.

a. Couche cornée de l'épiderme ; *b*, couche intermédiaire de cellules plates ; *c*, corps muqueux de Malpighi dont les cellules sont devenues très-grenues et le noyau vésiculeux ; *d*, derme avec ses papilles et quelques noyaux embryoplastiques ; *e*, couche hyaline avec de nombreux noyaux, qui sépare la face profonde du lambeau greffé et la face de la plaie cruentée sur laquelle ce dernier a été appliqué ; *f*, tissu cellulaire sous-cutané contenant entre ces mailles de nombreux noyaux ibres ; *g*, coupe transversale d'un filet nerveux.

Grossissement, 350 diamètres.

Fig. 4. — Coupe faite sur la peau saine de la patte d'un cobaye. *a, a, a, a*, nombreuses cellules en voie de prolifération ; *b*, couche cornée ; *c*, couche intermédiaire des cellules plates. Grossissement 400 diamètres

Fig. 1

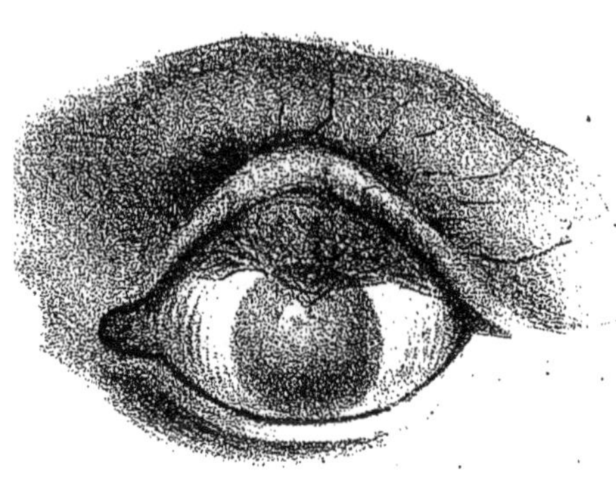

Fig. 2

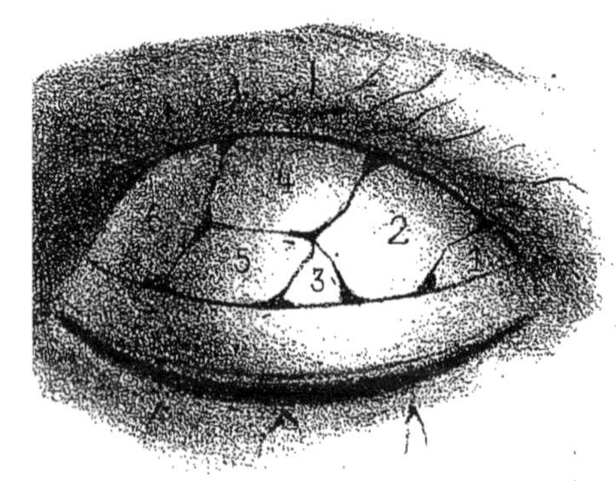

Fig. 3

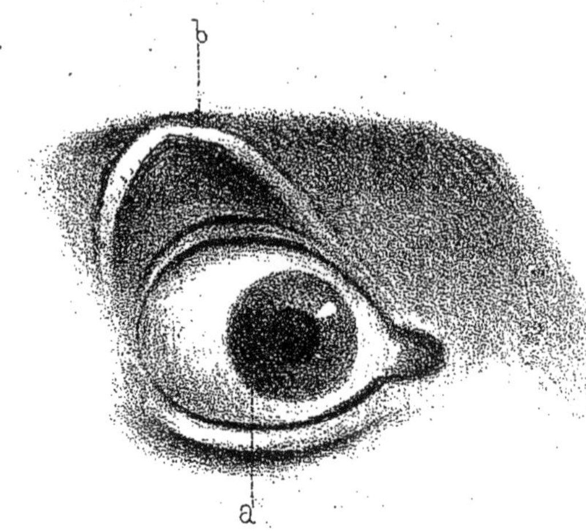

Fig. 4

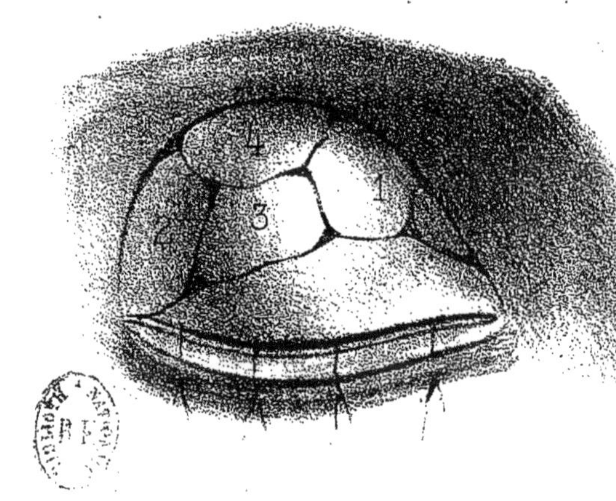

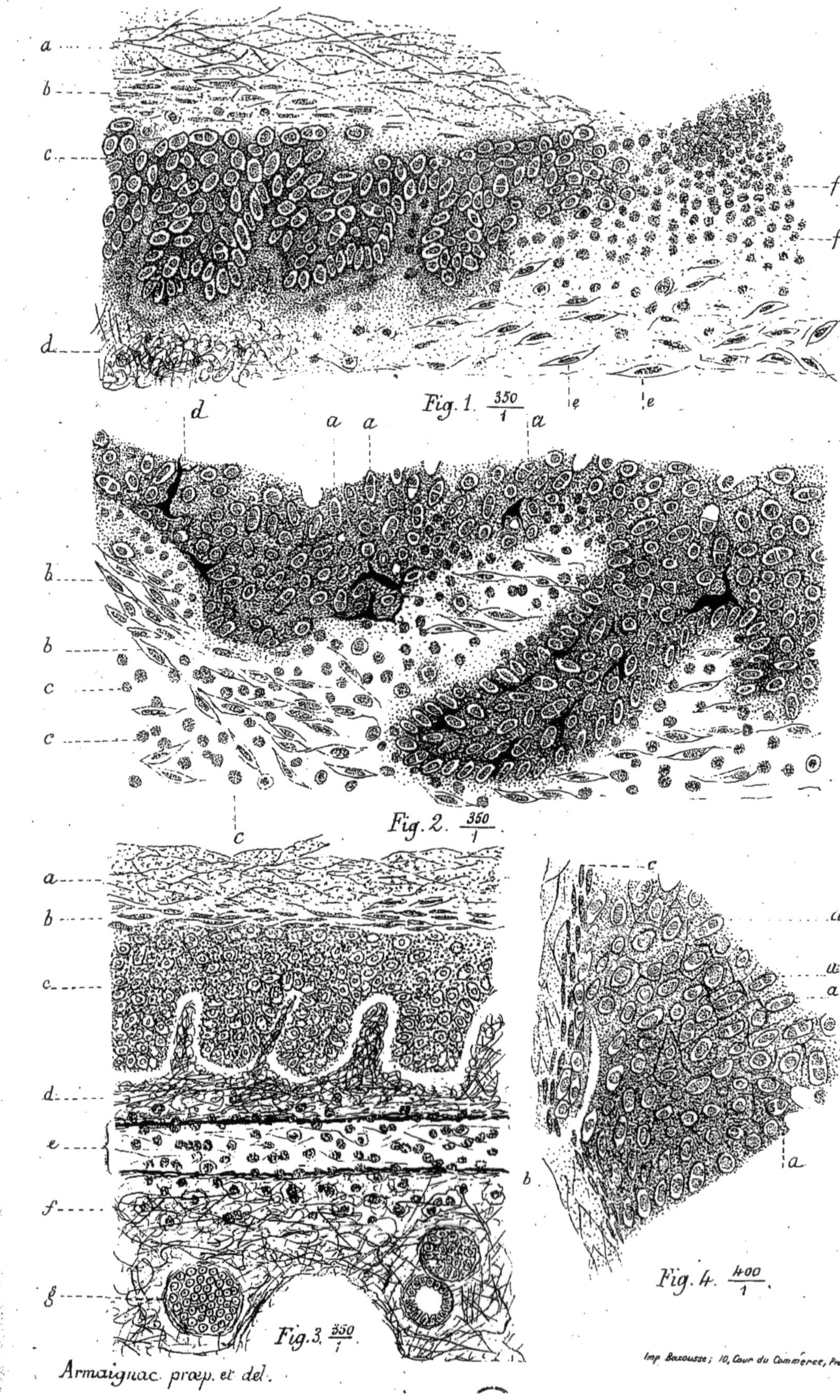

Armaignac. praep. et del.

Imp Baxousse; 10, Cour du Commerce, Pr

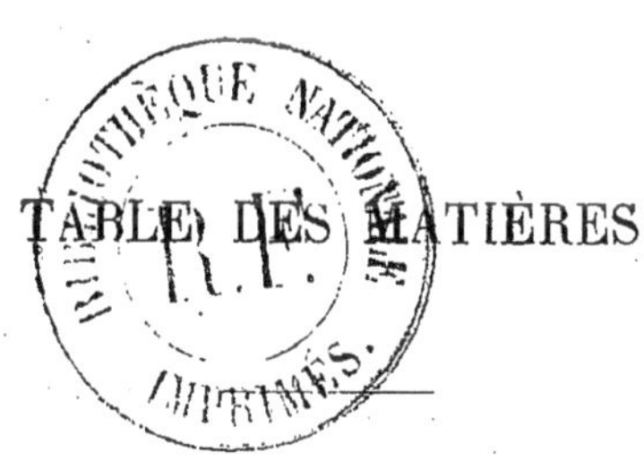

TABLE DES MATIÈRES

A. PARENT, imprimeur de la Faculté de Médecine, rue Mr-le-Prince, 31.

NOUVELLES PUBLICATIONS DE LA LIBRAIRIE V. ADRIEN DELAHAYE ET Cᵉ

Clinique médicale, par le docteur Noël GUENEAU DE MUSSY, médecin de l'Hôtel-Dieu, membre de l'Académie de médecine, etc., 2 vol. in-8............ 24 fr. »

Des névroses menstruelles ou la menstruation dans ses rapports avec les maladies nerveuses et mentales, par le docteur BERTHIER, inspecteur-adjoint des aliénés de la Seine, médecin expert près le tribunal civil, 1 vol. in-8.......... .. .. . .,.......... .. .. 5 fr. »

Manuel de prothèse ou de mécanique dentaire, par O. COLES, chirurgien-dentiste à l'hôpital spécial de Londres, traduit par le docteur G. DARIN, 1 vol. in-8, 150 figures dans le texte.......... .... 6 fr. »

Leçons sur les maladies du système nerveux, faites à la Salpêtrière, par le docteur CHARCOT, professeur à la Faculté de médecine de Paris, recueillies et publiées par le docteur BOURNEVILLE, 2ᵉ édition revue et augmentée, tome 1ᵉʳ 1 vol. in-8, avec 27 figures dans le texte, 9 planches en chromolithographie et une eau forte ; le vol. cartonné.... .... `...... .....,.. . ... 13 fr. »

    Tome 2ᵉ, — 1ᵉʳ fascicule : Anomalies de l'ataxie locomotrice; 2ᵉ fascicule : De la compression lente de la moelle épinière. In-8, avec 2 planches, prix de chaque fascicule...... .... 2 fr. »

    3ᵉ fascicule, — Des amyotrophies spinales, in-8. avec fig. et pl.... 4 fr. »

Traité pratique des maladies du cœur, par FRIEDREICH. Ouvrage traduit de l'allemand par les docteurs LORBER et DOYON. 1 v. in-8 cartonné .... 10 fr. »

Leçons sur le strabisme, les paralysies oculaires, le nystagmus, le blépharospasme, etc., professées par F. PANAS, chirurgien de l'hôpital Lariboisière, professeur agrégé à la Faculté de médecine de Paris, chargé du cours complémentaire d'ophthalmologie, etc., rédigées et publiées par G. LOREY, interne des hôpitaux; revues par le professeur, 1 v. in-8, avec 10 fig. dans le texte. 5 fr. »

Traité de médecine légale et de jurisprudence médicale, par LEGRAND DU SAULLE, médecin de l'hôpital de Bicêtre (service des aliénés), médecin expert près les tribunaux, etc. 1 fort vol. in-8.... .. . . 18 fr. »

Des vues longues, courtes et faibles, et de leur traitement par l'emploi scientifique des lunettes, par SOELBERG WELLS, professeur d'ophthalmologie à King's College de Londres, etc., ouvrage traduit sur la 4ᵉ édition par le docteur G. DARIN. 1 vol. in-8, avec figures........ ...., 4 fr. »

Traité élémentaire des maladies de la peau, par A. GAILLETON, ex-chirurgien en chef de l'Antiquaille, chirurgien en chef des Chazeaux (maladies cutanées et vénériennes). 1 vol. in-8 .... 6 fr. »

Maladies de l'oreille, nature, diagnostic et traitement, par le professeur JOSEPH TOYNBEE, avec un supplément par JAMES HINTON, chirurgien auriste à Guy's hospital, traduit et annoté par le docteur DARIN. 1 vol. in-8, avec 99 figures dans le texte.
                                                  8 fr. 50

Manuel médical des eaux minérales, par le docteur LE BRET, médecin-inspecteur honoraire des eaux de Baréges, président de la Société d'hydrologie médicale de Paris. 1873-74, etc., 1 vol. in-12................ .... 5 fr. 50

Clinique médicale des affections du cœur et de l'aorte, observations de médecine traduites de l'anglais par le docteur BARELLA, membre de l'Académie royale de médecine de Belgique, etc. (le tome 1ᵉʳ est en vente, le tome II paraîtra prochainement), in-8... .... 6 fr. »

Étude clinique de la phthisie galopante, preuves expérimentales de la non-spécificité et de la non-inoculabilité des phthisies, par le docteur METZQUER ; ouvrage précédé d'une préface de M. le professeur FELTZ, in-8.... .... 4 fr. »

Des infiniment petits rencontrés chez les cholériques, étiologie, prophylaxie et traitement du choléra, avec planches micrographiques, par le docteur G. DANET. 1 vol. in-8... .... 5 fr. »

La pierre dans la vessie, avec indications spéciales sur les moyens de la prévenir, ses premiers symptômes et son traitement par la lithotritie, par WALTER J. COULSON, chirurgien à St-Peter's Hospital, pour la pierre et les autres maladies des organes urinaires. Traduit de l'anglais par le docteur H. PICARD. In-8..... ... . 3 fr. »

Histoire de la vaccination. Recherches historiques et critiques sur les divers moyens de prophylaxie thérapeutique employés contre la variole depuis l'origine de celle-ci jusqu'à nos jours, par le docteur E. MONTEILS, médecin des épidémies. 1 vol. in-8. .... 7 fr. »

Paris —Typ. A. PARENT, imprimeur de la Faculté de Médecine, r. M.-le-Prince, 29-31